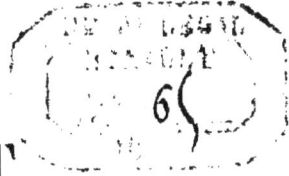

TRAITEMENT

DE

LA SYPHILIS

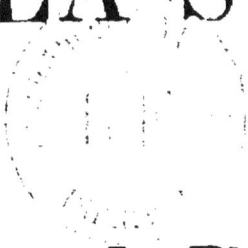

PAR

Le Dr G. RAUZIER

PROFESSEUR ADJOINT A LA FACULTÉ DE MÉDECINE
DE MONTPELLIER

✳

MONTPELLIER

COULET ET FILS, ÉDITEURS

Libraires de l'Université

Grand'Rue, 5

—

1906

TRAITEMENT

DE

LA SYPHILIS

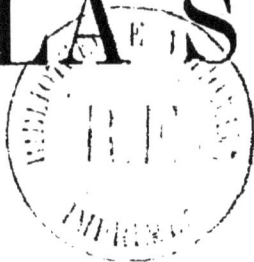

PAR

Le Dr G. RAUZIER

PROFESSEUR ADJOINT A LA FACULTÉ DE MÉDECINE
DE MONTPELLIER

✳

MONTPELLIER

COULET ET FILS, ÉDITEURS

Libraires de l'Université

Grand'Rue, 5

—

1906

Traitement de la Syphilis [1]

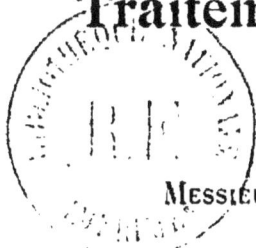

MESSIEURS,

Le sujet que j'aborde aujourd'hui devant vous est
d'actualité constante ; toutefois, je prends acte, pour
vous le soumettre, de deux circonstances qui viennent,
tout récemment, de le porter à l'ordre du jour : ce
sont, d'une part la publication, signée par l'un des
maîtres les plus brillants de la syphiligraphie mo-
derne, le professeur Gaucher, d'une intéressante mo-
nographie sur la Thérapeutique de la syphilis ; d'autre part, la découverte, datant de quelques semaines
à peine, de l'agent figuré de la syphilis, le *spirochætes
pallida* de Schaudin et Hoffmann. Ces deux événements
justifieront sûrement à vos yeux les quelques leçons
que je vais consacrer à une question dont aucun praticien, quelque spécialisé qu'il soit, n'a le droit de se
désintéresser.

La syphilis peut être définie « *une maladie générale infectieuse chronique, due selon toute apparence
au spirochætes pallida de Schaudin et Hoffmann, évo-*

---

(1) Leçons faites à l'Hôpital Général, pendant le semestre
d'été 1905.

*luant suivant des phases bien déterminées, susceptible
de se transmettre par hérédité ou par contagion, et
conférant d'habitude, vis-à-vis d'une réinfection, l'immunité à celui qui en est atteint ».*

La *contagion* syphilitique exige, pour se produire,
qu'une érosion, existant au niveau de la peau ou des
muqueuses d'un sujet sain, soit mise en contact avec
les produits virulents d'un sujet déjà infecté. Sont
virulents, vous le savez : d'une part, les sécrétions du
chancre et de tous les accidents dits secondaires ; d'autre part, le sang et le contenu des pustules vaccinales,
durant les premières phases de l'évolution spécifique ;
les cadavres eux-mêmes des syphilitiques peuvent transmettre le contage. On discute encore sur la virulence du
lait et de la salive ; quant aux autres produits de sécrétion : l'urine, la sueur, les larmes, le pus, le sperme (1),
on s'accorde en général à les considérer comme inoffen-
sifs.

La contagion reconnaît le plus souvent une *origine
vénérienne,* et, dans ce cas, le virus syphilitique péné-
tre soit par les muqueuses (en particulier la muqueuse
génitale ou la muqueuse buccale), soit, plus rarement,
par la peau. Il faut savoir, et c'est là le point faible de
la « méthode des confrontations », si précieuse pour le
diagnostic de la syphilis, qu'une femme saine peut,
en des coïts successifs et à condition d'être indemne
de toute ulcération vulvo-vaginale, transmettre la
syphilis sans l'avoir elle-même contractée.

Dans bien d'autres circonstances, le point de départ

_____

(1) De récentes expériences, pratiquées sur les singes, permettent, contrairement à l'opinion courante, d'attribuer au
sperme une virulence incontestable.

de la syphilis est *extra-vénerien*, et le nomb e de ces « syphilis imméritées » est tel que l'on a pu dire de la maladie décrite par Fracastor qu'elle est « la moins vénérienne de toutes les maladies vénériennes ». La transmission peut se faire par l'intermédiaire d'objets quelconques ou de vêtements contaminés ; les ustensiles servant à la toilette (brosses et peignes) ou à l'alimentation (verre, fourchette, cuiller) du syphilitique ont été bien des fois incriminés. Faute d'asepsie et de précautions, les médecins, les chirurg s, les sages-femmes, les dentistes, par l'emploi upable de cathéters, de spéculums, d'abaisse-la ,ues, de crayons, de lancettes, de daviers non désinfectés, se sont fait bien souvent les complices involontaires de l'infection : et trop souvent aussi, eux-:nêmes ont contracté, dans la pratique de la profession quotidienne, le germe de la contamination spécifique. La vaccination de bras à bras s'est montrée autrefois pourvoyeuse active de spécificité ; la pratique du tatouage a fait nombre de victimes. Certaines professions, celles de souffleur de verre ou de musicien par exemple, exposent la bouche à des contacts suspects. Enfin il se produit fréquemment, entre nourrices et nourrissons, des échanges de contage, dont le foyer initial se retrouve, indifféremment, au niveau du sein de la nourrice ou dans la bouche de l'enfant.

Tous ces exemples, sur lesquels je ne veux point insister, mais dont la connaissance est capitale au point de vue de la prophylaxie de la vérole, vous permettent de préjuger l'existence de véritables *épidémies* de syphilis : épidémies de clientèle, épidémies d'origine vaccinale, épidémies professionnelles, etc.

La *syphilis héréditaire* est la syphilis transmise à l'enfant par des parents syphilitiques au moment de la procréation, ou par la mère infectée au cours des sept premiers mois de la grossesse ; elle peut être : 1° fœtale ; d'où avortement, accouchement prématuré au septième ou huitième mois, mort du fœtus ; 2° précoce, et se manifester dès les premiers mois de la naissance ; 3° tardive, et n'apparaître que dans l'adolescence ou, dans de rares circonstances, à une période plus avancée de la vie. La syphilis peut même, dans l'atteinte qu'elle porte à la descendance, sauter une génération.

Une fois l'infection réalisée, le sujet qui en est porteur acquiert une véritable *immunité* et se trouve par la suite incapable de contracter à nouveau le chancre initial. A côté de cette immunité, due à une syphilis antérieure, je dois vous signaler l'immunité conceptionnelle, définie de la sorte par la loi de Colles-Baumès : « Une mère restée saine ne reçoit jamais la syphilis de son enfant, même affecté de lésions contagieuses, alors que cet enfant tient héréditairement la syphilis de son père ». — Il a été, toutefois, signalé un certain nombre de cas, difficilement discutables, mais tout à fait exceptionnels, de *réinfection* syphilitique.

L'étude *expérimentale* de la syphilis a été longtemps considérée comme très difficile, faute d'animaux aptes à contracter la vérole. Il y a deux ans, Metschnikoff et Roux réussirent, après Martineau, des inoculations positives sur le chimpanzé, et l'infection ainsi provoquée put être transmise aux mêmes animaux en séries successives. Aujourd'hui il semble qu'une ère nouvelle s'ouvre pour cette importante question : dans les premiers jours de mai 1905, Schaudin et Hoffmann ont fait connaître au monde savant la découverte, d'abord dans le suc des ganglions lymphatiques des syphilitiques, puis dans la plupart des humeurs des sujets infectés, d'un agent figuré, le *spirochætes pallida*, appartenant à la famille des protozoaires. Ce parasite, filiforme et très mobile, mesure 4 à 14 μ de longueur et 1/4 de μ de largeur ; il est enroulé en spirale et se termine, à ses deux extrémités, par des pointes très aiguës ; il est, enfin, peu accessible aux colorants et n'est, en raison de sa finesse, perçu qu'avec la plus grande difficulté. Un certain nombre de recherches, en particulier celles de Metschnikoff et de Levaditi, ont déjà confirmé le bien fondé des assertions des deux savants allemands, dont la découverte met en émoi les syphiligraphes du monde entier.

Au point de vue *clinique*, la dominante de l'infection qui nous occupe — et cela permet de continuer à la considérer comme une diathèse —, c'est qu'elle a une durée indéfinie, qu'elle peut même se transmettre à des générations successives, qu'elle présente des alternatives d'activité et de latence, et que chacune de ses manifestations est incapable (j'emploie avec intention le langage de notre ancienne École) de juger l'affection primitive, ni en fait, ni en tendance.

On distingue à son *évolution* trois périodes :

I. Le *chancre*, ou accident primitif, apparaît, en moyenne, 20 à 25 jours après la contamination ; il siège toujours au niveau du point où s'est inoculé le virus, et l'on peut, au point de vue topographique, diviser les chancres syphilitiques en deux variétés : les *chancres génitaux*, qui peuvent porter sur les divers segments de l'appareil génital externe, cutané ou muqueux, chez l'homme ou chez la femme, — et les chancres *extra-génitaux*, dont l'indifférente ubiquité est telle qu'ils sont, suivant leur étiologie, susceptibles d'affecter une région quelconque des téguments ou des muqueuses avoisinant la peau. Les premiers reconnaissent généralement une origine vénérienne, les autres sont habituellement le résultat d'une contamination accidentelle.

Le plus souvent unique, le chancre huntérien est quelquefois multiple, et, dans ce dernier cas, les divers éléments qui constituent l'accident primitif, peuvent être successifs ou concomitants. Ses principaux caractères sont : le relief de l'ulcération (*ulcus elevatum*), sa forme arrondie, ses dimensions variables, mais d'habitude assez étendues (le diamètre moyen est celui d'une pièce de 50 centimes), la médiocrité et le caractère séreux de la sécrétion, l'induration quasicartilagineuse de sa base, enfin l'indolence de son évolution ; tous ces caractères sont opposables à ceux du chancre mou, dont le chancre syphilitique diffère encore par la propriété qu'il possède de ne point être auto-inoculable au porteur. — On en distingue, anatomiquement, une variété épidermique, plutôt rare, et une variété dermique, la plus commune.

Le chancre s'accompagne d'une *pléiade ganglionnaire*, qui le suit, a-t-on pu dire, comme l'ombre suit le corps, et de laquelle émerge, exubérant et caractéristique, le « ganglion anatomique » ou « bubon satellite » de Ricord.

Après une évolution de trois à cinq semaines, l'ulcération chancreuse guérit, laissant après elle une induration profonde, susceptible de persister quelques mois, et, quand le chancre a porté sur la peau, une cicatrice indélébile. Dans certains cas exceptionnels, peut-être à la suite d'infections associées, le chancre s'étend en surface et en profondeur, et prend l'allure phagédénique.

Ce qu'il est indispensable de savoir et ce qui paraît

bien démontré à l'heure actuelle, c'est que, au moment de l'apparition du chancre, l'infection générale est déjà réalisée. Nous reviendrons sur ce point tout à l'heure.

II. Les *accidents secondaires* sont précédés d'une période silencieuse de quarante à quarante-cinq jours, dite *deuxième incubation*, comprise entre le moment d'apparition du chancre et ce que l'on appelle à juste titre « l'explosion » secondaire.

La période secondaire de la syphilis comprend deux ordres de manifestations : 1° des accidents locaux, cutanés, muqueux et ganglionnaires ; 2° des troubles généraux.

1° Les *accidents locaux* sont extrêmement nombreux et variés.

Du côté de la *peau*, on enregistre une roséole initiale, à larges taches d'un rose triste, s'effaçant incomplètement à la pression ; puis, toute la série des *syphilides* : a) syphilides maculeuses pigmentaires, plus fréquentes chez la femme et prédominant au cou ; — b) syphilides papuleuses, simples ou « accompagnées » : papulo-squameuses ou psoriasis syphilitique ; papulo-érosives ou suintantes, encore appelées plaques muqueuses de la peau (plis de la peau, scrotum, région périanale) ; papulo-vésiculeuses, herpès ou varicelle syphilitique ; — c) syphilides bulbeuses, ou pemphigus spécifique ; — d) syphilides pustuleuses, à forme d'impétigo ou d'ecthyma. — Ajoutez à cela des troubles portant sur les annexes de la peau (alopécie, onyxis, périonyxis) et cette manifestation, particulière aux extrémités, que l'on désigne si improprement du nom de « psoriasis » palmaire ou plantaire, et vous posséderez le schéma à peu près complet des accidents cutanés de la syphilis.

Les *syphilides muqueuses*, ou « plaques muqueuses »
proprement dites, portent de préférence sur la muqueuse buccale (lèvres, langue, piliers du voile du palais) et la muqueuse génitale ; elles se présentent sous
les formes variées de syphilides maculeuses, papuleuses, papulo-érosives, papulo-hypertrophiques, diphté-
roïdes, ulcéreuses et pustuleuses.

En rapport avec ces diverses efflorescences, cutanées et muqueuses, on constate, dans la syphilis secondaire, des *adénopathies* disséminées, indolentes et
de volume restreint ; on les recherche habituellement
dans les régions cervicale, axillaire, inguinale, et sus-
épitrochléenne

2° Les *troubles généraux*, généralement plus mar-
qués chez la femme que chez l'homme, sont extrêmement complexes et ressemblent à ceux de la plupart
des maladies aiguës ; ce sont : la fièvre, quelquefois
comparable par sa continuité et sa durée à celle de
la dothiénentérie (typhose syphilitique) ; la céphalée,
des douleurs osseuses (périostiques) et des névralgies,
toutes manifestations douloureuses à prédominance
nocturne ; l'angine érythémateuse diffuse, la néphrite,
l'ictère, la pleurésie, l'iritis, les troubles menstruels,
l'anémie. L'état général est quelquefois touché au
point que l'on se trouve en présence d'une véritable
cachexie.

Comme vous pouvez vous en rendre compte d'a-
près ce court exposé, et en faisant appel à quelques
unes des notions étiologiques signalées tout-à-l'heure,
les caractères dominants de la syphilis secondaire
sont : la superficialité et la généralisation des lésions
cutanées, muqueuses et ganglionnaires, un retentisse-
ment plus ou moins marqué sur le parenchyme de plu-

sieurs viscères, enfin l'extrême virulence du sang et d'un certain nombre de sécrétions. N'est-ce point assez pour rapprocher la syphilis secondaire des maladies infectieuses, des fièvres éruptives par exemple, et pour être autorisé à la classer parmi les *infections générales aiguës ?*

La durée de cette phase, ainsi définie par ses caractères essentiels, est extrêmement variable : elle comprend en moyenne quelques mois, mais peut se prolonger pendant plusieurs années.

III. Entre la phase secondaire et la *période tertiaire* se place ce que l'on a appelé « le grand entr'acte » de la syphilis. Cet intervalle défie toute approximation quant à sa durée, et l'on a pu définir à juste titre le tertiarisme « un billet à ordre de la vérole à échéance absolument illimitée ». L'échéance n'est, d'ailleurs, point fatale, et l'on n'observe guère les accidents tertiaires que dans une proportion de 5 à 20 % des cas de syphilis.

Si la durée maxima de l'entr'acte ne présente point de limites, si l'on peut, après trente et quarante ans de quiétude, démontrer que l'on est encore en puissance de syphilis, la durée minima de la période silencieuse n'offre pas plus de précision. C'est, en moyenne, quatre à cinq ans après le début de l'évolution que se manifestent les premiers accidents tertiaires ; mais ceux-ci, dans un assez grand nombre de cas, peuvent apparaître précocement et se montrer dès les premiers mois de la syphilis, en pleine efflorescence secondaire.

La question de date est, on le voit, accessoire dans la définition du tertiarisme, puisque les accidents de cette période peuvent survenir durant le laps de temps que l'on serait tenté d'attribuer à la phase secondaire, et puisqu'il est possible d'observer simultanément, chez un même sujet, des manifestations secondaires et des lésions tertiaires incontestables.

La caractéristique du tertiarisme, comme celle des accidents secondaires, réside surtout dans la forme, l'aspect et le mode d'évolution des lésions. Autant les lésions secondaires sont superficielles et diffuses, autant les lésions tertiaires, ces manifestations d'une « syphilis qui tourne mal », sont profondes et limitées en surface. Enfin, au lieu que les efflorescences secondaires sont de courte durée et facilement récidivantes, les accidents tertiaires sont tenaces, nullement mobiles et de durée quelquefois indéfinie.

Les *circonstances* qui appellent l'échéance du tertiarisme, qui favorisent ses manifestations précoces et qui permettent pour ainsi dire de prévoir la marche galopante de la syphilis, sont, en partie tout au moins, bien connues ; ce sont : l'âge avancé du sujet au moment de l'accident initial, l'intensité des accidents secondaires, témoignant d'une particulière virulence de la vérole, certains états physiologiques ou pathologiques (grossesse, alcoolisme, scrofule, paludisme), enfin et surtout l'absence ou l'insuffisance du traitement spécifique.

Anatomiquement on peut, chez les tertiaires, se trouver en présence de lésions extrêmement diverses ; les quatre processus élémentaires, d'ailleurs susceptibles de s'associer entre eux dans un même cas, sont : la gomme, la sclérose, l'infiltration scléro-gommeuse, l'artérite ; mais, une fois constituées, ces lésions initiales peuvent appeler des processus secondaires : la nécrose, le ramollissement, l'ulcération, des rétractions cicatricielles sans ulcération préalable. On peut voir, d'autre part, sur l'infection syphilitique venir se gref-

fer des infections secondaires, qu'elle appelle ou favorise : infections banales, tuberculose, etc. Enfin, chez
les anciens syphilitiques comme dans la plupart des
cachexies, on a signalé l'existence de la dégénéres-
cence amyloïde avec ses diverses localisations : hépa-
tique, splénique, rénale ou intestinale.

Les lésions tertiaires peuvent affecter des *sièges* très
variés ; elles peuvent porter : 1° sur la peau ; ce sont
alors les syphilides tertiaires (gommeuses, tuberculeuses, ulcéreuses), susceptibles d'aboutir au phagédénisme ; 2° sur les muqueuses, et c'est la bouche qu'elles
affectent avec le plus de prédilection (langue, voile du
palais, luette, pharynx, épiglotte) ; 3° sur les viscères,
et l'on peut dire que presque tous les organes (cœur,
poumon, foie, rein, cerveau, moelle etc.) peuvent être
affectés, de façon plus ou moins grave, à cette période.
Il est souvent difficile de rapporter à leur véritable
cause les lésions viscérales ainsi constituées ; elles
« n'ont point la physionomie vénérienne », et il faut
quelquefois, pour affirmer ou même soupçonner leur
nature, les procédés les plus subtils de l'analyse clinique, voire même un traitement d'essai.

Les localisations de la syphilis tertiaire sont habituellement commandées et appelées par certaines prédispositions locales : alcoolisme pour le foie, surmenage intellectuel pour le cerveau, excès vénériens pour
la moelle, etc. ; ces propathies ne sont point toujours
faciles à établir.

Restent les *accidents parasyphilitiques*, qui font
également partie du groupe tertiaire, et que Fournier
a définis : « une série de manifestations morbides qui,
pour n'avoir rien de la syphilis comme nature, n'en
restent pas moins syphilitiques d'origine en ce qu'elles
sont nées de la syphilis et produites de son fait, et

ne se seraient pas produites sans elle selon toute vrai-
semblance ». Les principaux types de cette série sont :
le tabes, la paralysie générale, certaines névroses
(hystérie, neurasthénie), les anévrysmes, enfin la leu
coplasie buccale qui, d'après Gaucher, reconnaîtrait
toujours une origine spécifique.

Le TRAITEMENT de la syphilis comprend trois grandes
indications :

I. Détruire l'agent figuré de la vérole, ou atténuer
sa virulence ; combattre de la sorte, et prévenir en
même temps, ses manifestations.

II. Traiter les manifestations de chaque période.

III Prévenir 'a contamination des sujets sains.

I. DÉTRUIRE L'AGENT FIGURÉ DE LA VÉROLE, OU ATTÉ-
NUER SA VIRULENCE. — Avant d'étudier les moyens capa-
bles de supprimer la virulence du *spirochætes*, une
question préalable se pose : est-il possible, après contamination, de détruire le germe avant sa pénétration
dans l'organisme ; autrement dit, existe-t-il un *traitement abortif* de la syphilis ?

Deux ordres d'interventions ont été tentés dans cet
ordre d'idées : la destruction du chancre initial et les
pratiques de sérothérapie.

On a tout d'abord cherché à *détruire l'accident primitif*, supposé purement local, et on a successivement
proposé la cautérisation ignée ou chimique (sublimé
corrosif), puis l'éradication du chancre qui, entre les
mains d'Auspitz et d'Unna, aurait donné des succès.
Il est probable qu'il s'agissait, en pareils cas, de chancres simples, dont le diagnostic avec le chancre syphilitique est souvent impossible. Aujourd'hui la question
paraît jugée : du moment où le spirochætes se retrouve
dans les ganglions lymphatiques, et du moment où de

multiples ganglions se trouvent envahis dès l'apparition du chancre, il faudrait, pour faire œuvre utile,
détruire non seulement l'ulcération chancreuse, mais
encore supprimer l'étape ganglionnaire de l'infection :
et encore ce minimum prévu risquerait-il d'être insuffisant. Comme l'a dit Fournier, le chancre n'est
point le premier des accidents de la syphilis ; il n'est
que le premier des accidents secondaires, et, au moment de son apparition, l'organisme est déjà infecté.

La *sérothérapie antisyphilitique* se propose de neu-
traliser le virus spécifique dans l'organisme du sujet
contaminé, soit par une action directe sur l'agent figuré
ou ses toxines, soit par l'intermédiaire d'une modifi-
cation, d'un véritable métabolisme, dans la manière
d'être des cellules de l'économie. Là se trouve peut-
être la thérapeutique de l'avenir ; mais, pour le moment,
les diverses tentatives que l'on a réalisées n'ont pas
donné de résultats satisfaisants : Feulard a inoculé
sans succès à des syphilitiques le sérum d'animaux
réfractaires (chiens, agneaux, veaux) ; Gilbert a in-
jecté du sérum emprunté à des syphilitiques en phase
tertiaire ; enfin Richet et Héricourt, Triboulet ont
tenté l'usage d'un sérum emprunté à des animaux artifi-
ciellement vaccinés par des inoculations successives
de produits virulents.

L'échec de ces diverses méthodes ne nous laisse
point, heureusement, désemparés. Depuis longtemps
déjà nous disposons, contre la syphilis, de deux moyens
puissamment efficaces, répondant l'un et l'autre à des
périodes différentes de l'évolution spécifique : ce sont
le *mercure* et l'*iodure de potassium*.

Si les praticiens sont à peu près unanimes pour
affirmer les propriétés antisyphilitiques de ces deux

agents, ils ne le sont plus lorsqu'il s'agit de fixer le moment où il est légitime de commencer la médication. Je dois sur ce point vous signaler deux méthodes :

La première, adoptée par le professeur Gaucher, consiste à administrer le traitement spécifique dès l'apparition du chancre. Eminemment rationnelle, cette méthode prévient d'ordinaire les accidents ultérieurs et s'adresse en même temps à ces formes rares de syphilis, ultra-bénignes à leur origine, dans lesquelles les accidents secondaires pourraient faire défaut ou se montrer tellement légers qu'ils passeraient inaperçus.

Et cependant, malgré de pareils avantages, je ne vous cacherai point ma prédilection pour la dernière méthode, dont le principe est d'attendre, avant d'administrer le traitement spécifique, que le diagnostic soit absolument certain. Peut-il l'être dès l'apparition du chancre ? C'est tout au moins exceptionnel, et je n'en veux pour preuve que la boutade fameuse de Ricord : « L'étude du chancre aboutit à des résultats singuliers ; voyez plutôt : quand on a vu cent chancres, on sait son chancre, c'est une affaire finie ; et cependant, quand on a vu mille chancres, on sait moins bien son chancre ; et quand on en a vu dix mille, on n'y connaît plus rien du tout ;.... on a acquis la science de ne pas savoir ». Et Fournier, qui fait sienne l'opinion de Ricord sur les difficultés de ce diagnostic, recommande de n'affirmer le diagnostic de syphilis que d'après un ensemble de symptômes, une série morbide.

Cet appel à la prudence mérite d'être entendu. Croyez-vous qu'il soit indifférent d'installer chez un malade une médication souvent difficile à tolérer et dont la durée d'administration ne devra point être inférieure à quatre ans, si l'on n'est pas absolument sûr de son diagnostic ? Et pensez-vous que, en pratique, un sujet dont la conviction n'aura point été *forcée* par la constatation de multiples symptômes consentira à prolonger méthodiquement sa cure dans de pareilles conditions ? Il se traitera quelques semaines, quelques mois, tant que persistera l'impression de peur que le chancre aura fait naître ; puis, las de soigner une maladie sans symptômes et de subir de continuelles privations, il ira trouver un consultant. Celui-ci l'interrogera avec soin, ne parviendra point, sur le seul symptôme initial, à se faire une opinion et, dans son incertitude, ne trouvera pas des accents suffisamment décisifs pour obliger son client de passage à l'observation rigoureuse d'un traitement prolongé, dont il ne pourra suffisamment justifier l'indication. Que si, au contraire, le syphilitique a, dans son dossier, des documents suffisants pour entraîner la conviction du médecin, celui-ci ne pourra qu'insister avec véhémence sur la nécessité d'une médication durable ; il fera ressortir, en toute liberté d'esprit, les dangers de l'abstention et réussira presque toujours à maintenir son malade dans la bonne voie.

Il est certain que si, dès l'apparition du chancre, la confrontation du sujet suspect avec son partenaire supposé révèle que ce dernier est atteint d'une syphilis incontestable, la nature du chancre peut être considérée comme démontrée, et l'on doit recourir d'emblée au traitement spécifique.

Un dernier mot à propos des difficultés de ce diagnostic : si vous devez attacher la plus grande importance aux commémoratifs fournis par les malades et portant sur des phénomènes objectifs (chancre, roséole, plaque muqueuse), ne vous laissez jamais influencer par les considérations purement morales (!)

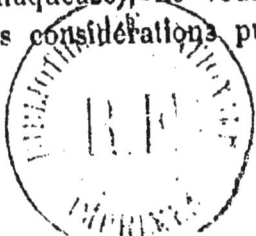

2

que ne manqueront pas de vous offrir nombre d'ava-
riés. Beaucoup de malades refusent, contre toute évi-
dence, de croire à la spécificité et crient bien haut
que leur partenaire est au-dessus de tout soupçon,
qu'ils n'ont fait eux-mêmes aucune infraction au con-
trat, légal ou purement conventuel, qui les lie l'un à
l'autre ; et leur amour-propre, surexcité au plus haut
point, donne à leurs accents une éloquence telle qu'il
en pourrait résulter une suggestion fâcheuse. N'oubliez
jamais, en pareille circonstance, la proposition si
juste et toujours vraie de Fournier : « En matière de
syphilis, la science du médecin doit être au-dessus
des allégations du malade. »

A. S'il fallait opter entre les deux agents qui guéris-
sent la syphilis, le mercure et l'iodure de potassium, et
se contenter de l'un d'eux, c'est certainement le *mercure*
que l'on choisirait : c'est bien le véritable spécifique,
et il semble admissible aujourd'hui qu'il agit comme
parasiticide, à l'instar de la quinine dans le paludisme.
C'est par lui, et généralement par lui seul, que l'on
inaugure le traitement de la vérole.

On l'administre, d'habitude, soit par la bouche,
soit en frictions, soit en injections dans les tissus.
Nous allons passer en revue ces diverses méthodes, et
je vous dirai ensuite quelques mots de certains procédés d'exception.

1° Administré par *voie buccale*, le mercure se donne
de préférence *aux repas*, de façon à réduire au minimum, par son mélange aux aliments, l'action irritante locale du médicament. On prescrit habituellement
l'une des trois préparations suivantes :

a) *Liqueur de Van Swieten,* ou

Bichlorure de mercure. . .	1 gr.
Alcool à 90 degrés	100 —
Eau	900 —

(deux cuillerées à dessert ou à soupe par jour, soit 2 à 3 centigr. de sublimé, en deux fois, dans du lait).

b) *Pilules de Dupuytren,* dont voici la formule primitive :

Bichlorure de mercure. .	0,01 centigr.
Extrait d'opium	0,02 —
Extrait de gaïac	0,04 —

(deux pilules par jour).

En raison de l'inefficacité du gaïac et de l'action à la longue déprimante d'une trop forte dose d'opium, Fournier a modifié les pilules de Dupuytren de la façon suivante :

Bichlorure de mercure . .	0,01 centigr.
Extrait d'opium	0,01 —

c) *Pilules de Ricord,* ainsi formulées par leur auteur ;

Protoïodure de mercure . . .	
Tridace	ää 5 gr.
Poudre de feuilles de belladone.	
Extrait thébaïque.	1 gr.

(pour 100 pilules)

et simplifiées comme il suit par Fournier :

Protoïodure de mercure.	0,03 à 0,05 centigr.
Extrait d'opium . . .	0,01 —

(deux pilules par jour)

2° Pour les *frictions*, on se sert de l'onguent mercuriel double, ou onguent napolitain :

Mercure . . . . . . ⎱
Axonge benzoïnée . . . ⎰ aa

Il est d'usage de prescrire, pour la friction quotidienne, une quantité de pommade équivalent au volume d'une noisette ; l'interprétation pouvant être par trop élastique, je vous engage à préciser davantage et à conseiller des frictions avec une dose d'onguent variant entre 4 et 8 grammes, chaque prise devant être renfermée par le pharmacien dans une cartouche spéciale.

La friction doit être pratiquée le soir, au moment de se mettre au lit, alternativement au niveau des plis des coudes ou des aines, des creux axillaires ou poplités, c'est-à-dire en des points où la finesse et la mobilité de la peau permettent une absorption facile ; chez les sujets à système pileux développé et susceptible, on peut substituer aux régions axillaire et inguinale la face interne des bras ou des cuisses. Après un savonnage et une friction humide un peu rudes, destinés à préparer l'absorption, on pratique, avec le doigt nu ou protégé par une enveloppe de peau ou de caoutchouc, la friction mercurielle pendant dix minutes environ ; on applique ensuite, sur la région enduite de pommade, un morceau de flanelle recouvert d'une bande en toile, afin de maintenir le contact de la pommade avec la peau pendant toute la nuit ; le lendemain, on enlève, à l'huile ou au savon, ce qui reste de pommade.

L'absorption du mercure est-elle certaine avec ce procédé ? On peut répondre sans hésitation par l'affirmative, et nous verrons plus loin qu'il est, parmi tous, celui qui provoque le plus facilement les accidents de stomatite, c'est-à-dire d'intoxication mercurielle. Mais, ce qui est plus discuté, c'est le mécanisme par lequel se produit cette absorption : la théorie de la pénétration cutanée semble quelque peu délaissée aujourd'hui au profit de la théorie respiratoire, et les expériences récentes de Merget paraissent rapporter à l'inhalation des vapeurs mercurielles, répandues dans l'air pendant la durée des applications de la pommade, tout le mérite de l'intervention.

Les frictions mercurielles se pratiquent généralement dix jours sur quinze, et la durée d'une pareille médication ne dépasse jamais deux à trois mois.

3° Les *injections mercurielles*, si répandues et si justement appréciées depuis une vingtaine d'années, se répartissent en deux catégories que nous allons étudier séparément : les injections de sels solubles et les injections de sels insolubles.

A. Les *injections de sels mercuriels solubles* se pratiquent avec des doses variant entre 1 et 4 centigr., suivant la toxicité des produits employés, de divers sels mercuriels qui, tous, méritent la faveur des praticiens. Voici les formules les plus courantes :

a) Bichlorure de mercure . 0,10 centigr.
    Chlorure de sodium . . 0,20   —
    Eau stérilisée . . . . 10 cent. c.
    Chlorhydrate de cocaïne 0,05 centigr.

(un centimètre cube par injection)

b) Peptonate de mercure . 0,10 centigr.
    Eau stérilisée. . . . 10 cent. c.

(un à deux centim. cubes par injection)

c)   Benzoate de mercure .   1 gramme.
          Chlorure de sodium   .   2 gr. 50.
          Eau stérilisée.   .   .   .   100 cent. c.

(une à quatre cent. cubes par injection ; Gaucher préfère cette préparation, la trouvant moins douloureuse).

d)   Cyanure de mercure .   .   0,10 centigr.
          Chlorhydrate de cocaïne .   0,05   —
          Eau stérilisée.   .   .   .   .   10 cent. c.

(un centimètre cube par injection).

e)   Hermophényl .   .   .   .   1 gramme
          Eau stérilisée .   .   .   .   100 cent. c.

(deux à quatre centim. cubes par injection ; cette préparation, très soluble,   contient 40 % de mercure ; on peut en absorber par la bouche jusqu'à 0,20 centigrammes.)

f)   Biiodure d'hydrargyre.   .   1 gr.
          Huile stérilisée .   .   .   . 100 cent. c.

(un centimètre cube par injection ; Dieulafoy, qui préconise ce mode d'administration du sel mercuriel, ne prescrit que 0,40 centigr. de biiodure pour 100 cc. d'huile)

g)   Biiodure d'hydrargyre .   0,10 centigr.
          Iodure de potassium .   .   0,20   —
          Cacodylate de soude .   .   0,30 à 0,50
          Eau stérilisée .   .   .   .   10 cent. c.

(un cent. cube par injection ; c'est ici la formule que, sur le conseil de notre collègue Brousse, nous utilisons le plus couramment).

Il a été beaucoup parlé, depuis quelque temps, d'un produit *nouveau*, l'*énésol*, ou salicylarsinate de mercure, qui résulte d'une combinaison de l'arrhénal avec l'acide salicylique. Ce corps, très soluble dans l'eau et dont la teneur en mercure est de 38,46 % aurait un double avantage sur les préparations similaires : sa toxicité est 70 fois moindre que celle du biiodure, et les piqûres (car on l'utilise aussi en injections intramusculaires) seraient infiniment moins douloureuses. On injecte 1 cent. cube par jour, ou 2 cent. cubes tous les deux jours, d'une solution d'énésol à 0,03 centigr. par cent. cube. Une série de 20 à 30 injections suffit pour une « cure », qu'il est bon de répéter trois ou quatre fois par an.

Grâce aux perfectionnements dont a récemment bénéficié la méthode hypodermique, vous pourrez obtenir, que la dose destinée à chaque injection soit enfermée dans une ampoule stérilisée ; l'asepsie de l'intervention s'en trouvera accrue dans de notables proportions.

Les injections de sels mercuriels solubles se pratiquent soit tous les jours, dix jours sur vingt, soit tous les deux jours en doublant la dose, et avec une interruption de dix jours consécutifs chaque mois. Le lieu d'élection est la région fessière ; et on peut, à volonté, projeter le liquide dans le tissu cellulaire sous-cutané de cette région ou, de préférence, dans les muscles de la fesse ; cela, sans négliger certaines précautions sur lesquelles je vais insister à propos des injections de sels insolubles. — Une cure mercurielle, c'est-à-dire une série d'injections séparées les unes des autres par de courts intervalles, comprend habituellement une trentaine d'injections.

B. La pratique des *injections de sels insolubles*, inaugurée par Scarenzio et Smirnoff, repose sur le principe suivant : si l'on dépose dans l'intimité des tissus une dose déterminée, d'ailleurs minime, d'un sel insoluble de mercure, celui-ci, devenu réserve de substance active, se débite automatiquement, de façon lente et continue, au fur et à mesure des besoins de l'organisme malade. Ce dernier est ainsi maintenu en permanence sous l'influence du remède spécifique, et, à condition de renouveler de temps en temps la réserve, il est possible d'obtenir une imprégnation profonde et durable.

Les deux préparations le plus fréquemment employées sont le *calomel* d'une part, l'*huile grise* d'autre part. Voici leurs formules respectives :

Calomel. . . . . . . 0,50 centigr.
Chlorhydrate de cocaïne . 0,10 —
Huile de vaseline stérilisée 10 cent. c.

et

Mercure purifié . . . . 0,50 centigr.
Lanoline . . . . . . 1 gramme
Huile de vaseline stérilisée Q. S. pour 10 cc.

(un centimètre cube par injection).

Pour pratiquer les injections de sels insolubles, il est indispensable de faire usage d'une seringue spéciale, de préférence en verre, munie d'une aiguille facilement stérilisable (en platine irridié), et de six centimètres de longueur environ. L'antisepsie la plus rigoureuse doit présider à cette petite opération : la peau doit être, au préalable, nettoyée à l'alcool, à l'éther ou au chloroforme, puis avec une solution de sublimé à 2 pour 1.000 ; la seringue est plongée pendant plusieurs minutes dans l'eau bouillante et l'aiguille soigneusement flambée.

L'injection doit être pratiquée en plein muscle ; on avait tout d'abord choisi, comme lieux d'élection, la gouttière des lombes, la région interscapulaire, ou encore le « point de Smirnoff », situé dans la fossette rétro-trochantérienne, à un travers de doigt en arrière du grand trochanter ; actuellement, on opère de préférence au niveau du « point de Galliot », c'est-à-dire à l'intersection de deux lignes, l'une transversale passant à deux travers de doigt au-dessus du grand trochanter, l'autre verticale, et située à l'union du tiers interne et des deux tiers externes de la fesse.

Il est essentiel d'éviter la pénétration, à l'intérieur des veines, d'un liquide contenant des parcelles solides susceptibles d'aller former des embolies dans les organes. Pour cela, on enfonce d'abord l'aiguille et on pratique une légère aspiration à l'aide de la seringue non encore chargée, afin de ramener, en cas de pénétration dans une veine, quelques parcelles de sang ; si le fait se produit, on retire l'aiguille en totalité ou en partie, et on pique à côté. On pousse l'injection lentement et, une fois le liquide expulsé de la seringue, on retire vivement l'aiguille sans la séparer du corps de pompe ; enfin, on frictionne très légèrement la peau avec un fragment de coton imprégné de la solution de sublimé, dans le seul but de détruire la continuité du trajet créé par l'aiguille.

Les injections doivent être répétées, tout d'abord, à huit jours d'intervalle ; après les trois premières, on porte la période intercalaire à 10 et 12 jours ; il est de règle de ne point dépasser six injections consécutives, ce qui constitue un traitement de deux mois environ.

C. Un mot seulement des *injections intraveineuses*, conseillées par Baccelli et utilisées presque exclusivement dans les cas de syphilis oculaire. C'est un procédé d'exception, et on ne se sert, il va sans dire, que de préparations mercurielles solubles : on prescrit de préférence le cyanure de mercure en solution au centième, et on injecte, tous les deux jours, un centimètre cube de la solution dans une veine du pli du coude.

D. Je n'insisterai pas non plus sur les *bains de sublimé* (15 à 20 gr. de bichlorure par bain) qui ne sauraient être considérés comme un moyen suffisant de traitement général, ni sur les *flanelles mercurielles* de Merget, préparées en faisant tremper, successivement et à plusieurs reprises, des carrés de flanelle dans une solution de sublimé et dans un bain ammoniacal ; ces flanelles, imprégnées de mercure et déposées à côté du malade, exhalent des vapeurs mercurielles qui, pénétrant par les voies respiratoires, sont absorbées dans des proportions trop difficiles à apprécier pour que la méthode ait, à mon avis, chance de se généraliser.

Les *inconvénients* de la médication hydrargyrique sont de deux ordres : il y a des *accidents locaux*, d'ordre irritatif, et des *accidents généraux*, d'ordre toxique.

1° Les *accidents locaux*, dus à l'action irritante du médicament, sont en rapport avec le mode d'administration de l'agent médicamenteux ; ils varient avec la voie d'introduction du mercure, et je les passerai tout à l'heure en revue à propos des inconvénients inhérents à chaque procédé.

2° Les *accidents généraux*, indépendants de la préparation employée et de son mode de pénétration, tiennent à un défaut de tolérance de l'organisme pour le médicament. Le degré de l'intolérance varie suivant les sujets ; elle est quelquefois absolue, et certains malades ne peuvent, sans de sérieux inconvénients, absorber la dose la plus minime d'une préparation mercurielle quelconque. — Le plus fréquent de ces troubles est la *stomatite*. Celle-ci, favorisée par le mauvais état de la bouche et l'absence d'hygiène, débute généralement au niveau de la gencive sertissant la dernière molaire de la machoire inférieure, du côté où se couche habituellement le malade ; elle envahit ensuite l'ensemble de l'appareil gingival, qui se boursoufle, se ramollit, s'exulcère et devient fort douloureux ; la salive, sécrétée en abondance, a le goût métallique et blanchit l'or ; l'haleine est fétide, la mastication gênée. Tout peut se borner là dans les cas légers ; dans les cas plus sérieux, toute la muqueuse buccale participe à l'inflammation ; les dents se déchaussent, consécutivement à la production d'une périostite alvéolo-dentaire ; la langue se tuméfie ; des ulcérations, quelquefois surmontées de pseudo-membranes, surviennent en divers points de la bouche ; la salivation prend des proportions excessives ; la gêne de la déglutition met obstacle à une alimentation régulière ; la fièvre et la diarrhée surviennent ; une anémie plus ou moins intense se développe, et l'on voit quelquefois survenir une véritable cachexie. — Considérée par la plupart des auteurs comme liée à l'élimination du mercure par les glandes salivaires, la stomatite mercurielle est attribuée par Galippe à une «infection » de la bouche, secondaire à cette élimination ; et, de fait, Galippe a obtenu, conformément à sa théorie, d'excellents résultats en traitant la stomatite par diverses préparations antiseptiques, voire même par des solutions de sublimé.

A côté de la stomatite, le premier en date et le plus courant des accidents mercuriels, je vous signalerai : certains *troubles digestifs* (embarras gastriques à répétition, vomissements, diarrhée), diverses *manifestations cutanées*, encore appelées *hydrargyries* (roséole mercurielle, érythèmes, eczéma, ecthyma, urticaire, éruptions polymorphes), enfin l'*albuminurie*. Le rein supporte mal le mercure ; la cellule rénale, pour peu qu'elle soit déjà adultérée, présente avec la plus grande facilité, à la suite de son emploi même modéré, des troubles fonctionnels ou des lésions véritables, et son altération est souvent le primum movens d'une intoxication générale.

Voyons maintenant quels sont les inconvénients particulièrement imputables à chacun des trois grands procédés d'administration du mercure :

Absorbé par *voie buccale*, il provoque assez fréquemment des troubles digestifs et devient quelquefois le point de départ d'une dyspepsie prolongée ; le sublimé suscite de préférence de la gastralgie et des vomissements ; le protoiodure, des coliques et de la diarrhée. D'autre part, son action thérapeutique s'exerce plus lentement ; enfin, cette méthode de traitement se montre souvent inefficace dans les formes sévères de la syphilis.

Les *frictions* ont l'inconvénient de salir le linge et de maintenir le malade dans un état de demi-malpropreté, que bien des sujets considèrent comme intolérable ; elles nécessitent la collaboration d'un aide ; parmi tous les procédés de traitement, ce sont elles qui exposent le plus à la stomatite. De plus, il survient fréquemment des inflammations locales, presque toujours superficielles (érythèmes, hidrosadénites, eczéma), au niveau ou au voisinage des surfaces où ont été pratiquées les frictions ; enfin, il est difficile, lorsqu'on utilise un pareil procédé, de déterminer avec précision la quantité de mercure absorbée.

Les *injections*, qui constituent certainement le moyen le plus sûr et le plus efficace, sont toutes passibles de sérieuses objections. — Les *injections de substances solubles* sont presque toujours douloureuses ; elles appellent souvent des inflammations locales et torpides, sous forme d'indurations persistantes ; elles exigent, d'autre part, l'intervention fréquente du médecin, seul capable, dans la plupart des cas, de les pratiquer avec le minimum de dommages. — Les *injections de substances insolubles* amènent des douleurs plus vives encore, des abcès, des indurations très fréquentes, des névrites, quelquefois même des embolies. Enfin, et c'est là l'objection la plus grave, une fois la provision de mercure déposée dans les tissus, il devient impossible, sans une opération véritable, d'interrompre le traitement dans le cas où cela deviendrait brusquement nécessaire ; on a pu voir, en pareille circonstance, des cas de mort survenir à la suite d'une intoxication aiguë.

Ces divers inconvénients ne sont point au-dessus des ressources de la thérapeutique, et il est souvent facile, par des procédés relativement simples, de les prévenir et de les combattre.

Les *troubles digestifs* (gastralgie, vomissements, coliques, diarrhée) sont essentiellement justiciables de l'opium et de ses composés, et l'association de l'extrait thébaïque aux pilules de Dupuytren ou de Ricord n'a point d'autre but que de remplir cette indication.

S'il survient, à la suite des frictions ou des injections, des *inflammations locales*, malgré la pratique
rigoureuse d'une sérieuse antisepsie, vous conseillerez
le repos et l'application de pansements humides.

Pour prévenir, d'une façon générale, les *accidents
toxiques*, vous veillerez à l'intégrité des émonctoires
et ne prescrirez un traitement mercuriel, surtout un
traitement intensif, qu'après avoir examiné les urines
et pratiqué autant que possible la recherche de l'albumine et de l'urobiline, ainsi que le dosage de l'urée.
Pendant la durée du traitement, il faudra revenir de
temps en temps à l'analyse des urines, et la répéter
fréquemment, au moins une fois par semaine, si l'é-
quilibre des éliminations paraît quelque peu troublé. Il
est prudent, d'autre part, pour tâter la susceptibilité
de l'organisme, de donner le mercure à doses progressivement croissantes.

Quant à la *stomatite*, la plus banale et la plus fréquente des complications, presque toujours la première en date, il est presque toujours possible de la
prévenir à l'aide de quelques moyens hygiéniques ou
médicamenteux. Avant toute cure mercurielle, vous
inspecterez la denture de vos malades et provoquerez
les réparations nécessaires ; les dents devront, en outre, être brossées trois fois par jour, au cours de la
toilette du matin et après les deux principaux repas.
Le syphilitique supprimera, enfin, de son régime les
épices, l'alcool, le tabac, en un mot tous les agents
susceptibles d'irriter la cavité buccale.

De tous les médicaments, le *chlorate de potasse* est
le plus apte à prévenir la stomatite mercurielle : vous
engagerez vos malades à laver, trois ou quatre fois
par jour, leur bouche avec une solution de chlorate à
4 %, ou encore à sucer quatre ou cinq pastilles au chlo-

rate de potasse, ce qui assure une double action locale :
au moment de la succion d'une part, et puis au moment
de l'élimination du chlorate par les glandes salivaires.
Les poudres dentifrices que l'on utilise pour le brossage
des dents, chez le syphilitique, contiennent toutes du
chlorate de potasse. Voici la formule de Gaucher :

Chlorate de potasse ....⎞
Craie préparée ....⎬ ââ 15 grammes
Poudre de quinquina ...⎠
Salol .... 2 grammes

et celle de Besnier :

Chlorate de potasse ⎞
Charbon de peuplier ⎬ ââ 20 grammes
Poudre de quinquina ⎠

Une fois la stomatite déclarée, il faut suspendre
momentanément la médication hydrargyrique, administrer une potion avec 4 grammes de chlorate de potasse par jour, et pratiquer de fréquents lavages de la
bouche, soit avec une solution de chlorate de potasse
à 4 %, soit avec une solution d'eau oxygénée au quart,
soit avec le gargarisme suivant, que vous m'entendez
souvent prescrire :

Chlorate de potasse . . . 20 gr.
Acide borique . . . . . 20 —
Phénosalyl . . . . . . 3 cent. c.
Eau . . . . 1 litre
Essence de menthe . . . X gouttes

Quelles sont maintenant, pour terminer cette étude
de la médication mercurielle, les indications respectives de chacun des trois grands procédés ?

1° Les *pilules*, qui représentent la forme la plus habituelle sous laquelle le médicament est utilisé, conviennent aux cas simples, c'est-à-dire à la très grande majorité des faits.

2° Les *injections* répondent à des indications limitées : *a)* elles conviennent aux cas intenses, caractérisés par le phagédénisme, les éruptions violentes, prolongées ou récidivantes ; *b)* elles sont également indiquées pour les localisations viscérales inquiétantes ou précoces (cerveau, moelle, œil, rein, foie, cœur) ; *c)* la nécessité d'agir vite, alors même que le cas est bénin, chez un homme marié par exemple, ou à la veille d'un mariage que les intéressés se refusent à rompre ou à retarder, fournit une espèce de plus ; *d)* enfin, l'intolérance de l'estomac à l'endroit du mercure, complète la série des indications admises. — Dans un certain nombre de cas, quand le traitement pilulaire se montrera insuffisant ou mal supporté, vous pourrez associer la voie buccale à la pratique hypodermique, simultanément ou, bien plus fréquemment, de façon alternante.

Le plus souvent vous prescrirez les injections de *sels solubles* ; vous réserverez les *sels insolubles*, moyen tout d'exception à mon avis, aux malades indociles, négligents, ou à ceux qui, pour des raisons diverses, sont dans l'impossibilité de recevoir du médecin, tous les jours ou tous les deux jours, l'intervention nécessaire.

3° Les *frictions* constituent, plus encore que les injections hypodermiques ou intra-musculaires, une médication rare ; leurs indications sont les mêmes que celles des injections mercurielles ; mais leurs inconvénients les placent bien au-dessous de celles-ci. Elles méritent droit de cité : *a)* chez les malades qui refusent les injections ; *b*) chez les enfants, auxquels il est à peu près impossible de faire accepter ces dernières ; *c*) enfin, au moment des cures thermales, en raison de l'activité que confère aux applications mercurielles l'intervention de l'eau minérale.

B. L'*iodure de potassium*, que l'on associe habituellement à la médication hydrargyrique, ne paraît pas être un spécifique au même titre que le mercure ; il ne semble avoir aucune action sur l'infection syphilitique à sa phase de virulence, mais répond surtout à la période où, lassée d'être infectante, la syphilis, «rangée et disciplinée», est apte à provoquer en des régions limitées des lésions formatives ; en pareil cas, l'*iodure* *est un excellent résolutif, et même un préventif de toutes les néoplasies ou néoformations spécifiques.* Son emploi ne se trouve, dès lors, indiqué qu'un certain temps après le début de la vérole, un an en moyenne ; il n'y a lieu d'anticiper sur cette date que dans les cas de syphilis d'emblée maligne ou intense (chancre phagédénique, syphilides profondes ou tenaces, etc.).

On l'administre à des doses qui varient entre 2 et 10 grammes par jour ; dans les cas légers, on peut se contenter du chiffre de deux grammes, que l'on doit considérer comme un minimum ; dans les cas sérieux, on élève progressivement la dose à 4, 6, 8 et 10 grammes ; dans quelques circonstances, il a pu en être donné sans dommage 30 et 40 grammes par jour. Les solutions se dosent généralement à 1 gramme par cuillerée à soupe de 15 grammes, soit 20 gr. pour 300 grammes de véhicule, 35 grammes pour un demilitre, 70 grammes pour un litre.

L'iodure se prescrit de préférence aux repas ; en raison de son goût désagréable et métallique, on a presque toujours besoin de conseiller en même temps

3.

un correctif ; parmi les plus accrédités, je vous signalerai le lait, le café, le sirop de café, le sirop d'écorce d'orange amère, l'anisette et la bière. ·

En dehors de la saveur désagréable que la plupart des malades lui reprochent, l'iodure est responsable d'un certain nombre de troubles qui constituent de sérieux *inconvénients* à son emploi, mais qui heureusement ne se produisent pas dans tous les cas. Les principaux accidents de l'iodisme portent sur les muqueuses, en particulier la muqueuse des voies respiratoires : d'où l'enchifrènement, dû au catarrhe nasal et presque toujours accompagné d'un certain degré de céphalée, l'ardeur pharyngée, le catarrhe laryngo-trachéal ou même bronchique, le larmoiement, en un mot cet ensemble de symptômes auxquels Fournier a si justement donné le nom de « grippe iodique ». A un degré plus accentué, ce sont la rhinite, l'angine, la laryngite ; ou encore l'œdème de la face, la tuméfaction des parotides, l'œdème glottique, l'œdème pulmonaire. — Du côté du tube digestif on a signalé : l'anorexie, l'amertume de la bouche et une saveur métallique permanente, la gastralgie, des vomissements, que l'on rapporte soit à une intolérance individuelle, soit à la mauvaise qualité du sel employé, trop souvent additionné d'iode ou d'iodates. — On a encore observé : l'uréthrite, la conjonctivite, des névralgies diverses, des hémorragies, dont la plus fréquente est le purpura iodique, et enfin des éruptions cutanées, parmi lesquelles je vous citerai l'érythème, l'acné, le pemphigus.

L'albuminurie n'est point rare chez les sujets qui font usage de l'iodure à haute dose, surtout quand la perméabilité rénale se trouve, habituellement ou par occasion, amoindrie. Enfin, l'état général peut être lui-même impressionné et l'on voit quelquefois survenir

l'insomnie, l'agitation, la diarrhée, l'amaigrissement. —
Tous ces accidents peuvent, chez certains sujets particulièrement susceptibles, se montrer après l'ingestion
de quelques centigrammes d'iodure.

Le meilleur moyen de favoriser la tolérance du médicament consiste à faire usage d'iodure de potassium
pur, c'est-à-dire soigneusement débarrassé de toutes,
traces d'iode ou d'iodates. On a songé quelque temps
à remplacer l'iodure de potassium par l'*iodure de sodium* (aux mêmes doses), l'*iodalose*, l'*iodone*, etc. ;
mais l'efficacité de ces derniers dans la syphilis
est encore discutée. Les principaux artifices destinés à faire tolérer le sel potassique sont : l'ad-
jonction de bicarbonate de soude ou d'eau de Vi-
chy, l'usage du régime lacté ou des antiseptiques intes-
tinaux (capsules de benzo-iodhydrine, contenant chacune 0,40 centigr. d'iodure de potassium), l'emploi de
pilules kératinisées, enfin l'administration de l'iodure
en lavements, lesquels, sous peine d'être douloureux, doivent être additionnés de quelques gouttes de laudanum. On a également proposé les
injections hypodermiques ; mais l'iodure, administré
par cette voie, est douloureux et irritant pour
les tissus ; Gilles de la Tourrette conseille, dans les
rares circonstances où l'on aura recours à cette méthode, de ne pas injecter au même endroit plus de
0 gr. 50 d'iodure, dissous dans un centimètre cube d'eau.

La médication iodurée se trouve, enfin, *contre-indi-
quée* chez un certain nombre de malades, par exemple
chez les sujets atteints d'affections chroniques de la
bouche, du larynx ou encore dans la plupart des oph-
talmies, et aussi dans la tuberculose des voies respiratoires.

On a considéré à une époque la *salsepareille* comme

un équivalent de l'iodure, et l'on prescrivait soit 50 gr.
de racines pour un litre de tisane, soit 60 à 120 gr.
par jour de sirop composé, soit une dose quotidienne
de 1 à 5 gr. d'extrait. Mais, il vaut mieux l'avouer,
nous ne connaissons, pour l'instant, aucun agent qui
puisse être considéré comme un succédané de l'iodure
de potassium. En face d'une intolérance *absolue*, et
seulement dans ce cas, on sera autorisé à le remplacer par l'iodure de sodium ou la salsepareille.

Tels sont les deux grands moyens qui résument, à
l'heure actuelle, la thérapeutique de la syphilis ; il
nous reste à établir quelle doit être *l'évolution géné-*
rale de ce traitement, c'est-à-dire la méthode suivant
laquelle ils devront être administrés aux syphilitiques.
Il existe à ce point de vue deux Ecoles :

1° L'une, avec Diday, Mauriac et du Castel, pratique
la méthode opportuniste : partant de cette idée que le
traitement spécifique guérit les accidents, mais ne les
prévient pas, et, d'autre part, que la syphilis présente
une tendance naturelle à guérir spontanément, ces
auteurs soignent avec énergie les accidents en cours,
mais abandonnent tout traitement dans les intervalles
des manifestations.

2° L'autre, avec la plupart des classiques, traite
systématiquement toute syphilis de façon régulière et
prolongée, mais non continue, et les divers procédés
qu'elle a engendrés se réclament tous de la méthode
des « traitements interrompus et alternatifs » du professeur Fournier. Deux arguments principaux vous per-
mettront, comme à moi, de faire vôtre cette méthode
pour le plus grand bien de vos malades : d'abord les
accidents tertiaires se montrent seulement (et j'em-
prunte ici le résultat des importantes statistiques de

Fournier) chez 12 % des sujets dont la syphilis a été régulièrement traitée, au lieu qu'ils apparaissent chez 75 % des sujets non traités ; et encore les 12 % qui présentent des manifestations offrent-ils habituellement des accidents peu graves ? D'autre part, et pour bien souligner l'action prophylactique du traitement, rappelez-vous ces faits nombreux d'avarie congénitale qui se succèdent impitoyablement dans certaines familles, alors même qu'aucun des générateurs ne présente des manifestations apparentes, et qui, cessant de se produire, permettent une procréation normale, le jour où les générateurs acceptent un traitement spécifique.

Voici, comme exemple de traitement alternatif et interrompu, la méthode du professeur Gaucher, qui a légèrement modifié la pratique de Fournier :

La première année, mercure pendant sept mois ;

La deuxième année, mercure pendant cinq mois, io dure de potassium pendant trois mois ;

La troisième année, mercure pendant quatre mois, iodure de potassium pendant trois mois ;

La quatrième année, mercure pendant deux mois, iodure de potassium pendant trois mois.

Sans avoir la moindre prétention de vous proposer une méthode personnelle, mais uniquement parce que je vous ai promis d'insister, dans ces leçons pratiques, sur les résultats de mon expérience, je vais vous exposer la ligne de conduite que je suis d'habitude en présence d'un cas de syphilis d'intensité modérée :

La première année, une pilule à 0,05 centigr. de protoïodure matin et soir, 20 jours par mois, pendant toute l'année, à l'exception des mois de juillet et août.

La deuxième année, j'alterne d'un mois à l'autre (sauf pendant les deux mois de grosse chaleur) le protoïodure et l'iodure de potassium à la dose de 2 grammes ; ou encore j'administre 20 jours par mois (hormis juillet et août) le sirop de Gibert, dont voici la formule :

Sirop i jau	500 gr.
Biiodure d'hydrargyre . .	0,20 centigr.
Iodure de potassium. . .	10 gr.

et auquel j'ai le soin d'ajouter, pour un demi-litre, une dose supplémentaire de 20 gr, d'iodure de potassium, afin de compléter le chiffre quotidien de 2 grammes.

La troisième année, deux mois de protoïodure au printemps, deux mois à l'automne ; le reste du temps, sauf pendant les grosses chaleurs, iodure à 2 grammes par jour, 20 jours par mois.

La quatrième année, un mois de mercure au printemps et à l'automne, et trois mois d'iodure après chaque cure hydrargyrique.

La *durée* totale de traitement doit être en moyenne de quatre à cinq ans et, dans ce dernier cas, le traitement de la cinquième année doit être calqué sur celui de la quatrième. Mais cette formule ne peut être absolue ; il s'agit là d'un minimum, que l'on est appelé à dépasser toutes les fois que la virulence de la syphilis paraît survivre à l'échéance habituelle. N'oubliez pas non plus que, dans les formes graves ou dans les cas de lésions simplement tenaces, on peut être appelé à modifier la forme de traitement et à remplacer les moyens précédents par la méthode intensive (frictions ou injections, iodure à haute dose).

Quant aux *résultats* du traitement, ils sont généralement favorables ; qu'il faille attribuer ce bénéfice à la seule vertu de la nature médicatrice, comme le veut Diday, ou que l'on fasse intervenir, comme il semble

légitime, le bienfait d'une thérapeutique préventive, il
est rare de ne pas voir, après quelques semaines de
traitement, les manifestations s'estomper puis dispa-
raître, et les accidents secondaires se réduire à quelques manifestations sans importance ; quant aux accidents tertiaires, nous l'avons vu, ils ne s'observent
alors que dans 12 % des cas et se présentent d'habitude sous une forme atténuée. Le praticien doit, toutefois, être prévenu de la résistance qu'opposent à la
thérapeutique certaines formes de la spécificité ; un pe-
tit nombre de syphilis sont, a-t-on dit, plus fortes que
le traitement, même que les traitements les plus inten-
sifs, et nous connaissons bien la plupart des conditions
individuelles qui sollicitent ces cas malheureux : ce sont
d'habitude l'âge avancé du malade, les tares alcooli-
que, scrofuleuse et paludéenne, la qualité ultra-infec-
tante du virus. Aussi devez-vous, en pareils cas,
vous montrer réservés à l'endroit du pronostic, et
demeurer toujours, vis-à-vis d'accidents ultérieurs, sur
une défensive avisée.

A côté de la médication spécifique, il existe quelques *moyens complémentaires* de traitement, qu'il est
indispensable, dans un certain nombre de cas tout au
moins, de ne point négliger. C'est ainsi que les *toniques* se trouveront indiqués chez un très grand nombre de malades : la syphilis est par elle-même une maladie débilitante, à sa phase secondaire surtout, et,
d'autre part, le traitement antisyphilitique est lui-même asthénisant. Déjà, à propos des injections solubles,
je vous ai laissé pressentir, en soulignant les avantages de l'association du cacodylate de soude au sel
mercuriel, l'opportunité des moyens fortifiants. On
prescrira, suivant les circonstances, le quinquina, l'io-

dure de fer, l'arsenic, l'huile de foie de morue, un sirop iodo-tannique, les injections de sérums reconsti-
tuants.

Les *moyens hygiéniques* ne devront pas, non plus,
être négligés : pendant toute la période aiguë de la
maladie, le syphilitique s'attachera à ne commettre
aucun excès, à éviter tout surmenage et toutes causes
de débilitation ; le tabac et l'alcool lui seront rigoureusement défendus. — Par contre, la propreté des téguments sera assurée par des *bains*, qui seront répétés
au moins une fois par semaine ; cela non seulement
pour assurer la fonction d'un important émonctoire,
mais aussi pour modérer les efflorescences cutanées
que favorise la malpropreté de la peau ; la lèpre ka-
byle n'est, vous le savez, qu'une forme particulièrement sévère de syphilides cutanées, dont le développe-
ment reconnaît pour cause le mépris légendaire des
Arabes pour tout ce qui a trait à l'hygiène. — Une *pur-
gation* mensuelle protège l'intestin contre les troubles
que pourraient susciter à la fois l'infection et les remè-
des. — Enfin le syphilitique, plus que la plupart des
autres malades, a besoin d'être maintenu dans des conditions d'*hygiène morale* satisfaisantes. Peu de maladies exercent, à l'égal de la syphilis, une action déprimante sur la sphère morale : la durée de l'affection,
l'incertitude sur l'avenir, les perturbations apportées
à la vie de famille, la honte enfin, puisque dans l'esprit du public il existe encore des maladies honteuses,
tout cela frappe d'emblée l'imagination du malade et
l'accule quelquefois à la neurasthénie et au suicide. Le
syphilitique est donc un malade qu'il faut moralement
soutenir, et chez lequel l'action complémentaire de sug-
gestions fréquemment répétées ne sera presque jamais
superflue.

Enfin, si le syphilitique est constitutionnellement taré, s'il est d'autre part diathésique à un degré quelconque, il ne faut point hésiter à traiter chez lui ces dispositions fâcheuses (arthritisme, scrofule, herpétisme), qui pourraient être réveillées ou accrues par l'infection spécifique.

Reste la question des *cures thermales*, que l'on peut considérer comme faisant partie, à titre d'annexes, de la médication spécifique, et qui répondent à des indications bien différentes.

1° Il y a d'abord les *eaux sulfureuses*, les plus couramment utilisées ; on leur attribuait autrefois une action révélatrice à l'endroit de la syphilis en phase d'activité, et l'on croyait que, sous leur influence, la virulence de la vérole devait s'extérioriser sous forme de manifestations tangibles. Le traitement sulfureux devait ainsi servir de pierre de touche à l'efficacité de la médication spécifique ; c'était, en un mot, un traitement d'épreuve. Cette légende ne rencontre plus aujourd'hui aucun crédit : certainement les cures sulfureuses demeurent favorables aux syphilitiques, mais c'est en vertu d'une tout autre interprétation : au lieu de révéler, par une mystérieuse adaptation, la syphilis latente, elles se contentent (et cela satisfait davantage notre raison) de faciliter l'absorption et l'élimination de mercure. De fait, on voit, au cours de ces cures, les malades supporter des doses d'hydrargyre qu'ils ne pouvaient antérieurement tolérer, et, sous cette bienfaisante influence, guérir en quelques semaines de manifestations jusqu'alors rebelles à la thérapeutique. Vous comprenez, dès lors, sans que j'aie besoin d'insister, combien la cure thermale des syphilitiques diffère de celle des autres malades : au lieu

de suspendre, comme on le fait d'habitude, toute
médication pendant la cure hydrominérale, on peut,
ici, profiter du séjour dans la station pour réaliser une
cure mercurielle intensive par les frictions ou, mieux
encore, par les injections hydrargyriques.

L'indication peut être remplie soit par les eaux sulfureuses proprement dites (*Luchon*, *Aix-la-Chapelle*,
Ax, *Barèges*, *Cauterets*), soit par les eaux sulfureuses
et chlorurées (*Uriage*, *Gréoux*), soit encore par les sulfureuses bromo-iodurées, comme *Challes*. — A la ri-
gueur, les malades qui se trouvent dans l'impossibilité
de réaliser une cure thermale, peuvent se contenter
d'un traitement sulfureux à domicile, et prendre une
vingtaine de bains sulfureux au printemps et à l'automne.

2° Les eaux *sulfatées calciques*, par leurs propriétés purgatives et diurétiques, ont des effets analogues,
et comportent pendant la cure un traitement intensif ; elles sont particulièrement indiquées chez les
syphilitiques atteints de troubles digestifs ou dont la
fonction hépato-rénale a besoin d'être stimulée. *Aulus*
(Ariège, 776 m. d'altitude) est le type des stations de
cet ordre.

3° Enfin les *eaux chlorurées* (*Balaruc*, *Salins*, *Salies*,
Biarritz) conviennent aux syphilitiques dont la santé
générale a été ébranlée par l'infection ou par le traitement, et qui présentent soit de l'anémie persistante,
soit même une tendance véritable à la cachexie.

II. Traiter les manifestations de chaque période. —
1° *Traitement de l'accident primitif*. — La thérapeutique du chancre doit être, en principe, aussi simple
que possible ; moins on le touche, mieux il guérit.
Gardez-vous des cautérisations intempestives, des ap-

plications irritantes, qui ne pourraient que contrarier sa tendance spontanée à la cicatrisation. Contentez-vous de quelques lavages avec la liqueur de Van Swieten, d'applications bi-quotidiennes de poudre d'iodoforme, de salol, d'aristol, de bismuth ou de dermatol. Le calomel en poudre, ou sous forme de pommade au 1/10e, peut être aussi utilisé, encore qu'il contribue quelquefois à accentuer l'induration.

Si cette dernière est plus étendue et plus profonde que d'habitude, vous pourrez la traiter par des pointes de feu superficielles et l'administration de l'iodure à l'intérieur.

En cas d'*inflammation vive*, vous obtiendrez de bons résultats par l'application permanente de fragments de coton imbibés d'une décoction de mauve additionnée, par litre, de 20 grammes d'acide borique.

Le *phagédénisme* est justiciable de lavages répétés avec la liqueur de Labarraque (hypochlorite de soude) ou avec une solution de chlorure de zinc au centième, d'applications de poudre d'iodoforme, de cautérisations périphériques au nitrate d'argent ; le repos, les toniques, les bains tièdes généraux sont également indiqués.

Certaines localisations de chancre entraînent des indications spéciales : le *chancre du méat* se traite par l'introduction de bougies iodoformées ; celui de *l'anus*, généralement douloureux, se trouve bien des applications de pommade iodoformée au 1/10e, précédées, à quelques minutes d'intervalle, de l'application d'une pommade ou d'une solution à la cocaïne ; celui du *col utérin* guérit assez bien par la poudre d'iodoforme maintenue en place à l'aide de tampons vaginaux ; enfin, le *chancre buccal* est justiciable de gargarismes au chlorate de potasse ou au sublimé, et quelquefois aussi, pour hâter une cicatrisation difficile, de cautérisations au crayon de nitrate d'argent mitigé.

S'il advient, par exception, que les *adénopathies* de la période primaire revêtent un caractère inflammatoire, vous les traiterez, comme les autres adénites aiguës ou subaiguës, par l'onguent napolitain, les applications chaudes et le repos.

2° *Traitement des accidents secondaires.* — A. Je ne vous dirai que peu de choses des *accidents généraux* (fièvre, céphalée), qui sont surtout tributaires du traitement mercuriel : s'ils revêtent une intensité anormale, vous joindrez l'iodure à l'hydrargyre et prescrirez les bains contre la fièvre, l'antipyrine et l'extrait thébaïque contre la céphalalgie.

B. Parmi les *accidents locaux*, j'insisterai surtout sur les manifestations cutanées et muqueuses, l'alopécie et l'iritis.

a) Les efflorescences *cutanées* ne provoquent d'habitude aucune médication locale. Les *éruptions maculeuses* ou *papuleuses* intenses seront avantageusement traitées par des bains plus ou moins répétés (sans dépasser le nombre de 2 ou 3 par semaine), de 30 à 40 minutes de durée, additionnés de

Sublimé corrosif	10 à 20 gr.
Alcool	150 —
Chlorhydrate d'ammoniaque	20 —

Les *ulcérations* localisées seront pansées avec du sparadrap de Vigo ou avec la pommade suivante :

Calomel	1 gr.
Vaseline	9 —

Les ulcérations étendues ou multipliées bénéficieront d'une pommade ainsi composée :

Soufre . . . . 4 gr.
Oxyde de zinc . . . . . 4 —
Vaseline . . . . 30 —

Contre les *plaques muqueuses interdigitales* vous prescrirez des bains de pieds quotidiens avec une solution de permanganate de potasse à 1 p. 2000, des poudres antiseptiques (salol, aristol) ou absorbantes (bismuth, dermatol), la pommade au calomel, et vous aurez soin d'isoler, au cours des pansements, les orteils les uns des autres.

b) Le traitement des *plaques muqueuses* proprement dites varie suivant leur siège :

Celles qui portent sur l'entrée des *voies génitales* ou sur la *région anale* seront lavées tous les jours avec la solution d'hypochlorite de soude dite liqueur de Labarraque, additionnée de trois fois son volume d'eau, puis saupoudrées de calomel, d'oxyde de zinc, de bismuth ou de dermatol. — Les formations papulo-érosives tenaces recevront une stimulation salutaire de rares cautérisations avec une solution de nitrate d'argent au 1/5° ou avec un crayon au nitrate d'argent mitigé. — Si cela ne suffit point, vous cautériserez au nitrate acide de mercure, en ayant soin, pour éviter une réaction trop vive, de maintenir, pendant les quelques heures qui suivront la cautérisation, des compresses imbibées d'une décoction de mauve boriquée sur la région malade. Afin de limiter étroitement l'action du caustique, n'oubliez point la précaution classique consistant à toucher les régions ulcérées avec l'extrémité d'une allumette en bois trem-

pée dans la solution de nitrate acide et soigneusement
égouttée avant toute application ; les cautérisations
peuvent être répétées tous les huit jours. Au lieu de
nitrate acide de mercure, on peut se servir, dans les
mêmes conditions, d'une solution d'acide chromique
au vingtième. — Dans les intervalles des applications
caustiques, il est bon de traiter les ulcérations par la
pommade au calomel.

Les plaques *buccales* disposent, pour leur traitement,
de la gamme suivante de moyens locaux, que je me
borne à vous énumérer pour ne point m'exposer à des
redites : lavages de la bouche avec une solution de
chlorate de potasse à 4 %, potion avec 4 gr. de chlorate de potasse, attouchements à la teinture d'iode,
au nitrate d'argent, au nitrate acide de mercure ou à
l'acide chromique. Mais c'est encore l'hygiène buccale
qui, souvent apte à les prévenir, contribuera le mieux
à les guérir. Tout syphilitique atteint de plaques muqueuses, doit absolument renoncer au tabac, à l'alcool,
aux épices ; il doit tenir sa bouche rigoureusement
propre et faire traiter sa denture s'il y a lieu.

c) Contre l'*alopécie*, qui se présente généralement
sous la forme dite « en clairières », vous conseillerez
les cheveux coupés ras, des lavages quotidiens avec un
alcoolat aromatique, l'eau de Cologne par exemple,
puis une lotion avec la solution suivante dont la formule est recommandée par Gaucher :

Sublimé	0,20 centigr.
Chloral	4 grammes
Résorcine	2 —
Huile de ricin.	1 —
Alcool à 90°	200 —

enfin une application de pommade au soufre ou au
calomel (au 1/10° dans l'un et l'autre cas).

d) L'iritis appellera le plus souvent l'intervention
d'un spécialiste, pour peu qu'elle se prolonge, et vous
ne vous exposerez pas, sans un avis autorisé, à pratiquer des injections sous-conjonctivales de sublimé.
Mais ce que vous aurez le devoir de faire, dès l'apparition des accidents aigus, c'est de prescrire l'occlusion immédiate de l'œil, les applications répétées d'eau
très chaude et l'instillation conjonctivale, plusieurs
fois par jour, de deux à trois gouttes chaque fois du
collyre suivant :

> Sulfate d'atropine. . . . 0,05 centigr.
> Eau stérilisée . . . . . 10 grammes

3° *Traitements des accidents tertiaires.* — Je ne m'occupe ici que des *localisations cutanées* du tertiarisme,
les manifestations du côté des muqueuses étant tributaires des mêmes interventions que les accidents secondaires, et les localisations viscérales, aussi variées qu'il
y a de chapitres dans la splanchnologie, comportant
chacune des indications telles qu'il faudrait, pour les
aborder, passer en revue une grande partie de la thérapeutique. J'aborderai un peu plus loin, d'ailleurs,
quelques-unes des principales espèces.

Les syphilides tertiaires non ulcérées se trouveront
bien de l'application prolongée du sparadrap de
Vigo ; les syphilides ulcérées exigeront des lavages à la liqueur de Van Swieten, des applications
d'iodoforme, de salol ou d'aristol, ou l'occlusion au
sparadrap de Vigo. Enfin, dans les cas d'accidents
phagédéniques, vous pratiquerez, à de fréquents intervalles, des pulvérisations avec une solution de sublimé à 1 p. 2000, des applications de compresses imbibées d'une solution de chlorure de zinc au millième,

enfin de larges applications de poudres antiseptiques ; vous conseillerez, en outre, le repos et des bains d'a-midon répétés.

III. Prévenir la contamination des sujets sains. —

A. Un premier paragraphe pourrait être intitulé : *conseils à donner pour éviter de contracter la syphilis*. Il est à présumer que, jusqu'à la découverte d'un sérum préventif, le médecin poursuivra, sans quitter l'or-nière classique, la prophylaxie individuelle.

Dire que « le vrai moyen de ne pas contracter la syphilis consiste à ne pas s'y exposer » est une for-mule de moraliste ou de sceptique : elle ne s'applique d'ailleurs qu'à la contagion vénérienne. Il est certain qu'en dehors de la défense de boire, sans nettoyage préalable, aux gobelets des fontaines publiques, il est bien difficile de formuler des prescriptions efficaces contre les autres modes de contamination.

Les précautions banales destinées à prévenir dans une certaine mesure la contagion par le coït peuvent être résumées comme il suit : s'abstenir de rapports sexuels toutes les fois qu'il existe une excoriation sur les parties génitales ; éviter les rapports avec une femme menstruée, dont le sang peut être virulent alors même qu'elle ne porte aucune lésion apparente ; faire usage d'un condom dans les cas suspects ; prati-quer, immédiatement après le coït, un lavage du pénis à l'eau savonneuse ou à la liqueur de Van Swieten (1) ;

---

(1) Metschnikoff a récemment conseillé, avec expériences à l'appui, l'application sur le gland et le pénis, dans les instants qui suivent un coït impur ou simplement suspect, d'une pom-made contenant 10 parties de calomel pour 30 parties de lanoline,

enfin fuir le contact des prostituées jeunes. Sur ce dernier point, je tiens à vous soumettre une statistique très suggestive de Schperk ; cet auteur, se basant sur un très grand nombre de faits, conclut que :

	de 15 à 20 ans, on a 50 chances sur 100 de prendre la syphilis
de 20 à 25 ans — 18 — — —
de 25 à 30 ans — 16 — — —
de 30 à 35 ans — 6 — — —

Avec des prostituées

de 35 à 40 ans, on a des chances très faibles.

Au dessus de 40 ans les chances de contamination sont pour ainsi dire nulles, une prostituée de cet âge ayant à peu près toujours contracté la syphilis et dépassé la phase secondaire, la plus redoutable au point de vue de la contagion.

B. Plus pratiques et plus efficaces sont les *conseils à donner pour éviter de transmettre la syphilis*. Tout syphilitique doit être prévenu et, autant que possible averti par écrit, qu'il doit, pendant les deux premières années tout au moins, réserver pour un usage strictement personnel tous les objets susceptibles de transporter des parcelles de virus, en particulier les vêtements, les ustensiles de toilette ou de table. Le coït ne doit être permis qu'avec des sujets déjà syphilisés et qui n'ont, par conséquent, rien à lui emprunter. Le baiser, quelque chaste qu'il soit, lui est interdit ; il évitera, d'autre part, car la salive est presque toujours virulente, d'expectorer dans des mouchoirs et se servira d'un crachoir de poche.

Dans un ordre d'idées un peu différent, les gens qui, par suite des exigences de leur profession, sont appelés à traiter des syphilitiques (chirurgiens, spécialistes, sages-femmes, dentistes, coiffeurs) doivent, en dehors des précautions qu'ils prennent eux-mêmes pour se soustraire à la contagion, désinfecter de manière rigoureuse leurs instruments : bistouris, pinces, cathéters, miroirs laryngiens, daviers, forceps, rasoirs etc. Pour éviter le retour lamentable de ces épidémies de syphilis vaccinale dont la réalité n'est plus à établir, on a renoncé aujourd'hui à la vaccination de bras à bras, et l'on n'utilise plus que le vaccin de génisse, en prenant la précaution soit de flamber la lancette à chaque vaccination, soit, et mieux, de faire usage de lancettes à bon marché, de vaccinostyles, que l'on change après chacune des opérations.

C. La *prophylaxie publique de la syphilis* comprend des questions d'une portée trop haute, tant au point de vue philosophique qu'au point de vue social, pour que je songe à vous présenter autre chose que les données du problème. Il consiste presque tout entier dans la question, si souvent débattue, de la liberté ou de la réglementation de la *prostitution*.

Certainement, au point de vue pratique, la prostitution réglementée offre moins de dangers ; ceci est indiscutable. Mais la société a-t-elle, en toute justice, le *droit* de la réglementer ? La morale et le principe de la liberté individuelle se dressent, sur ce point, en antagonistes de la protection sociale et de ses exigences. Longtemps encore, il est probable, libre-échangistes et protectionnistes lutteront à armes égales, sans parvenir à trouver l'argument décisif qui solutionnera ce point particulier d'une législation commerciale un peu à part. En attendant, les pouvoirs publics peuvent trouver une occasion tout aussi importante d'intervenir : c'est en facilitant, par la création de dispensaires et par la gratuité des médicaments, le diagnos-

tic et le traitement des cas de syphilis. — Il faut enfin
que les syphilitiques, assimilés aux autres malades,
jouissent dans les hôpitaux du même confort et des
mêmes égards que ces derniers.

Examen de quelques espèces particulières

1° *Traitement des syphilis légères.* — Vous n'utilise-
rez, dans ces cas, que les doses minima des médicaments spécifiques, réduites chez la femme de 1/3 environ, en raison de sa susceptibilité plus grande ; mais
la durée du traitement ne sera en rien raccourcie. Vous
aurez souvent, je le reconnais, beaucoup de peine à
obtenir l'observation assidue de vos prescriptions à
long terme chez des malades exempts de manifestations ; il vous faudra user d'éloquence, de persuasion,
de ténacité et, revenant fréquemment à la charge, faire
pénétrer dans l'esprit de ceux qui seraient tentés d'ou-
blier trop tôt leur « avarie » votre conviction et la notion
des dangers auxquels ils s'exposent. On a dit, sous
une forme elliptique et d'apparence paradoxale, que
les syphilis bénignes sont celles qui exposent le plus
au tertiarisme ; le fait est exact, mais il mérite expli-
cation : ce n'est point parce qu'elles sont bénignes
que de telles syphilis aboutissent à cette lointaine échéa-
ance, c'est parce qu'elles ont été négligées, méprisées,
et parce que l'on n'a point voulu prendre la peine,
d'ailleurs légère, de les mettre hors d'état de nuire
dans l'avenir à leurs auteurs.

2° *Traitement des syphilis intenses.* — Les connais-
sances actuelles en syphiligraphie nous permettent, non
seulement d'apprécier, par l'analyse des symptômes, la
gravité d'un cas déterminé, mais encore de prévoir dès

le début de l'infection, les risques courus par certains syphilitiques. Nous savons, en effet, que si l'intensité de la syphilis tient, dans bien des cas, au caractère particulièrement virulent du *spirochœtes* — et ceci échappe à toute prévision, — il en est d'autres où la maladie puise sa gravité dans la personne elle-même du syphilitique, dans ses prédispositions et dans ses tares. C'est un fait aujourd'hui bien connu que les sujets âgés ou très jeunes, les diabétiques, les alcooliques, les paludéens, les femmes en état de puerpéralité, les scrofuleux et les tuberculeux fournissent à la vérole un terrain de prédilection pour ses formes sévères.

A côté de ces faits bien établis, il en est d'autres plus discutables, dans leur interprétation tout au moins. On a attribué à certaines localisations de l'accident primitif une signification particulièrement inquiétante pour l'infection ultérieure, et on a considéré le chancre des doigts et du sein, ainsi que le chancre vaccinal, comme préludant forcément à une syphilis maligne. Le fait en lui-même est vrai ; mais c'est bien plus en raison des qualités du terrain que par suite de l'atteinte initiale de tel ou tel territoire périphérique : le chancre des doigts est la plupart du temps un chancre professionnel, le chancre des médecins, et atteint presque toujours des sujets surmenés ; — le chancre du sein n'annonce une syphilis grave que lorsqu'il évolue chez une nourrice, c'est-à-dire en un terrain de débilitation relative, et je ne sache pas que les seins contaminés par des « nourrissons adultes » aient ouvert la porte à des syphilis particulièrement sévères ; — enfin, le chancre vaccinal se greffe d'ordinaire sur des sujets très jeunes, et c'est l'âge des porteurs, bien plus que le mode de contamination, qu'il est légitime d'incriminer.

Dans toutes ces circonstances, qu'il s'agisse d'une syphilis révélée grave ou destinée à le devenir, le praticien doit immédiatement installer le traitement intensif, et, en dehors de quelques exceptions (chez les tuberculeux par exemple), prescrire les injections ou les frictions mercurielles, et l'iodure de potassium (à haute dose) d'emblée.

3° *Traitement des syphilis viscérales.* — En raison de l'importance des organes atteints, et quelle que soit la phase en cours de l'évolution syphilitique, il est admis qu'il faut, dans la plupart des cas, recourir au traitement mixte (mercure et iodure de potassium) et intensif (injections ou frictions mercurielles, iodure à haute dose). Ce même traitement, dans certains cas douteux, pourra servir de pierre de touche au diagnostic et permettre quelquefois d'établir rétrospectivement la nature d'une affection jusqu'alors mal déterminée.

Mais il est un certain nombre de circonstances où l'essai thérapeutique joue le rôle d'une arme à double tranchant, guérissant, il est vrai, les manifestations syphilitiques, mais aggravant dans des proportions quelquefois notables celles qui ne le sont pas. C'est ainsi que la syphilis *buccale* guérit par le traitement mixte, au lieu que les lésions tuberculeuses ou cancéreuses de la bouche, avec lesquelles on peut la confondre, sont manifestement exagérées par l'usage de l'iodure. — La syphilis des *voies respiratoires*, de diagnostic difficile avec la tuberculose pulmonaire, exigerait un traitement spécifique, alors que l'iodure de potassium offre, chez les bacillaires, des dangers indiscutables : il provoque la congestion, quelquefois l'œdème, de l'arbre respiratoire et crée un terrain éminemment favorable à la germination tuberculeuse. Le mercure,

d'autre part, en raison de son action débilitante, vient
à l'encontre de l'indication tonique devant laquelle.
dans la bacillose, s'effacent toutes les autres. Et la
question se complique, ici, de l'association relativement fréquente de la tuberculose avec la syphilis ; en
pareil cas, le praticien se contentera de l'emploi du
mercure, combiné avec une médication aussi fortifiante
que possible. — Connaissez-vous, enfin, de problème
plus angoissant que celui d'une cure spécifique chez
les *brightiques* ? Certainement, le traitement mixte est
le seul moyen de guérir la syphilis rénale ; mais d'un
autre côté, s'il ne s'agit pas de lésions spécifiques par
nature, quelle source de désastres qu'un pareil traitement ! L'iodure et le mercure, à dose intensive tout
au moins, sont de vrais poisons pour le rein malade
quand la syphilis n'est point en cause. De plus,
la syphilis elle-même, qui affectionne cet organe,
peut le troubler de manières bien différentes : au
début de son évolution, elle provoque une néphrite,
dite secondaire, et probablement d'origine toxique,
que l'on peut comparer à celle des maladies infectieu
ses ; à une période avancée, elle peut entraîner la dé-
générescence amyloïde, qui n'a, elle non plus, rien de
spécifique. Il n'est guère que les gommes ou les lésions scléro-gommeuses de la phase tertiaire qui
puissent bénéficier sans conteste du grand traitement.
Que faire lorsqu'on hésite sur la nature d'une néphrite
survenue chez un syphilitique ? Gaucher conseille de
renoncer à la méthode intensive et d'administrer le
tannate de mercure (une ou deux pilules de 0,05 centigrammes par jour), qui serait moins toxique pour le
rein. Vous éviterez, en tout cas, les injections de sels
insolubles, les doses élevées d'iodure, et ne prescrirez
le traitement iodo-hydrargyrique qu'à dose prudem

ment progressive, en surveillant par de fréquentes
explorations la perméabilité rénale.

La syphilis du *cœur* ou de l'*aorte* ne contre-indique,
au contraire, en rien l'emploi du traitement mixte, que
vous combinerez simplement avec une hygiène et une
médication appropriées à l'état du cœur.

Quant au *système nerveux*, vis-à-vis duquel le traitement spécifique n'exerce aucune action nocive, ses
lésions, quelle que soit leur nature, ne contre-indi-
quent en rien l'usage de cette médication en sa forme
la plus intensive, et c'est là que nous trouvons les
applications les plus brillantes du grand traitement
spécifique servant de pierre de touche pour apprécier la
nature d'une affection. Vous savez combien fréquentes
sont les localisations de la syphilis sur le système nerveux et combien sont, d'autre part, restreints nos moyens
d'action en neurologie. Ceci vous explique l'importance attachée par les cliniciens à l'essai du traitement
spécifique dans bon nombre de neuropathies : en présence d'une hémiplégie, d'une paraplégie, d'une mono-
plégie, d'une paralysie oculaire, qui ne fait pas sa
preuve, c'est-à-dire dont l'origine demeure indécise,
surtout lorsque le trouble survient chez un sujet qui
n'a point atteint la cinquantaine, il est de règle, alors
même que les commémoratifs ou l'exploration clinique ne révéleraient aucune tare spécifique, d'installer
d'urgence, et pour six à huit semaines au moins, un
traitement spécifique intensif : injections mercurielles
solubles et iodure de potassium à des doses rapidement
élevées (4 à 6 grammes par jour).

4° *Syphilis et mariage.* — Il est peu de questions
qui engagent aussi gravement l'avenir d'une famille
et la responsabilité du médecin que celle du mariage

des syphilitiques. Sur quelles données le praticien, dans les rares circonstances où il sera consulté sur ce point délicat, devra-t-il baser sa décision ?

La question de temps ne saurait être, en aucun cas, suffisante, car Feulard a démontré qu'un syphilitique non traité peut, après vingt ans, transmettre l'affection dont il est porteur.

Fournier, qui a étudié ce problème avec une rare compétence, conseille d'autoriser le mariage seulement dans les cas où les quatre conditions suivantes seront remplies par l'intéressé : il faut 1° qu'il n'existe aucun accident au moment de l'autorisation, et qu'il n'en soit pas survenu pendant les deux années qui l'auront précédée ; 2° qu'il se soit écoulé au moins quatre ans depuis le début de l'infection ; 3° que la syphilis se soit montrée bénigne dans sa phase initiale ; 4° que le traitement ait été suffisamment prolongé. Encore est-il prudent qu'une fois l'autorisation accordée, le bénéficiaire réalise, pendant les deux mois qui précéderont le mariage, un traitement mixte d'intensité moyenne.

D'autres mesures ont été proposées, dont l'insuffisance ou le caractère vexatoire soulevèrent bien des critiques : le « billet de mariage », attestant qu'un sujet n'est porteur d'aucun des stigmates d'une syphilis actuelle, n'offrirait que des garanties illusoires ; d'autre part, les sanctions pénales, civiles et correctionnelles, dirigées contre les fauteurs de la contamination conjugale, seraient, dans certains cas, le palliatif insuffisant d'un dommage surtout moral, et constitueraient, dans d'autres circonstances, une punition imméritée pour la transmission inconsciente d'un mal latent.

Mais il y a aussi la « syphilis pré-conjugale », celle

qui précède de quelques jours ou de quelques semaines la célébration du mariage. Ici, malgré les perturbations interfamiliales qui peuvent résulter d'une rupture, l'hésitation serait un crime, et le mariage ne doit point être consommé. Le vrai moyen « prophylactique », pour les cas de cet ordre, consiste en une complète abstinence de coït pendant les deux mois qui précèdent la date du mariage.

Reste, enfin, la question de l'infection contractée « pendant le mariage ». La ligne de conduite à suivre ne saurait, ici encore, être douteuse : dès les premiers symptômes de l'avarie, il faut cesser tous rapports conjugaux et persister dans l'abstinence jusqu'au terme de la période contagieuse, à moins que l'autre conjoint n'ait été, dès la phase initiale, contaminé à son tour. Encore, dans ce dernier cas, doit-on interdire, par égards pour la descendance, les rapports « fécondants ». Comme il existe, pour tout syphilitique marié, un intérêt majeur à être « blanchi » dans le plus bref délai, il est indiqué, en de pareilles conditions, de recourir d'emblée aux injections mercurielles, alors même que l'infection ne présenterait qu'une virulence minime.

5° *Syphilis et grossesse.* — La grossesse ne contre-indique en rien le traitement spécifique, même intensif, et vous traiterez la femme syphilitique en période de gestation suivant la méthode ordinaire. Seule l'existence d'une auto-intoxication gravidique mettrait obstacle au traitement ; il sera bon de la rechercher fréquemment par des analyses d'urine portant sur l'albumine, le sucre, l'urée et l'urobiline. — Si la grossesse imprime d'emblée un cachet de gravité à la syphilis, on installera dès le début un traitement mixte.

Gaucher conseille d'alterner, chez la femme syphilitique et pendant toute la puerpéralité, les injections
mercurielles et les pilules d'hydrargyre : injections de
benzoate de mercure pendant les deux premières semaines du mois, pilules de protoïodure la troisième
semaine, repos les dix derniers jours.

Prévenus, par la connaissance de la loi de Colles-
Baumès, de la possibilité, pour une femme saine en
apparence, de porter un fœtus syphilitique, vous ne
négligerez jamais de traiter, pendant toute sa grossesse, une femme dont le mari était porteur d'une
syphilis en activité au moment de la conception.

6° *Syphilis et allaitement.* — Une double mission
de sauvegarde s'impose au médecin dans cette délicate
question des rapports de la syphilis avec l'allaitement
mercenaire. Il faut : A. Eviter la contamination d'une
nourrice par un nourrisson né de parents syphilitiques : B. Eviter la contamination du nourrisson par
la nourrice. — Quant à la mère, son cas, vous le savez,
ne mérite point de nous préoccuper, puisque, fût-elle
saine et son enfant atteint à la naissance de lésions syphilitiques aussi caractérisées que possible, elle ne
peut, en vertu de la loi de Colles-Baumès, prendre la
syphilis de son enfant.

A. *Eviter la contamination de la nourrice par un
nourrisson né de parents syphilitiques.* — Trois espèces méritent d'être envisagées :

a) *L'enfant naît syphilitique.* — Si la syphilis est
constituée chez l'enfant dès l'instant de la naissance, on
peut le faire allaiter soit par sa mère, soit par une
nourrice syphilitique, ou le soumettre à l'allaitement
artificiel. Lorsqu'on est obligé d'adopter cette dernière

solution, il faut savoir que l'allaitement au biberon comporte presque toujours un arrêt de mort pour l'enfant ; il est infiniment préférable, quand la chose est possible, de le faire nourrir par une chèvre ou par une ânesse.

Si l'allaitement mercenaire est déjà commencé quand les premiers symptômes de la syphilis apparaissent ou sont diagnostiqués, vous devez faire suspendre aussitôt l'allaitement (à moins que la nourrice ne soit déjà contaminée), nourrir l'enfant par l'un des procédés indiqués plus haut, et conserver pendant un ou deux mois la remplaçante comme nourrice sèche, afin de surveiller chez elle les suites d'une incubation possible.

b) L'enfant naît sain en apparence. — L'hérédo-syphilis étant parfaitement susceptible de n'apparaître qu'au bout de quelques semaines, il faut, pour être autorisé à conseiller un allaitement mercenaire, que les parents se soient trouvés, au moment de la conception, dans les conditions de santé requises pour contracter mariage et que je vous ai énumérées tout à l'heure ; guéris suivant toute présomption, il y a tout lieu de supposer que leur enfant ne sera pas syphilitique.

Alors même que les conditions voulues n'ont pas été remplies, l'enfant issu de syphilitiques peut être considéré comme sain, et susceptible d'être allaité sans danger, lorsqu'il s'est écoulé, depuis sa naissance, cinq mois révolus, sans qu'il ait présenté le moindre accident.

c) Si, dans l'une ou l'autre des hypothèses précédentes, une nourrice, dûment avertie, *consent à allaiter un enfant démontré syphilitique* ou ayant chance de l'être, il faut, après lui avoir minutieusement exposé les dangers auxquels elle s'expose, exiger d'elle une attestation écrite constatant sa volonté formelle de courir le risque à l'endroit duquel on a cherché à la mettre en garde.

B. *Éviter la contamination du nourrisson par une nourrice syphilitique.* — La première des conditions, pour se mettre à l'abri de pareils désastres, consiste à pratiquer, avant le début de l'allaitement, un examen minutieux de la nourrice et de son enfant, quand la chose est possible. Sans aller jusqu'à l'exploration des organes génitaux, qui pourrait susciter des révoltes, vous scruterez avec soin la peau, la muqueuse bucco-pharyngée, les ganglions, et n'attacherez qu'une importance très relative aux réponses que vous fera l'intéressée ; nombre de praticiens suppriment même, en pareil cas, l'interrogatoire pour cause de suspicion légitime, et n'accordent créance qu'à leurs seules constatations. — Quant à l'examen du propre enfant de la nourrice, il n'offre de garanties que si vous êtes à même de vérifier son identité ; sans cela vous risquerez fort de vous laisser abuser par un mode de supercherie malheureusement fort répandu.

Si l'allaitement est commencé quand vous constaterez chez la nourrice des stigmates d'avarie, de deux choses l'une : ou l'enfant aura, lui aussi, contracté la syphilis, et, dans ce cas, il faudra conseiller aux parents de conserver, malgré leur répugnance, la nourrice qui a contaminé leur enfant et qui, seule, peut continuer à l'allaiter sans dommage ; ou l'enfant paraît sain, et il faut alors, tout en retirant l'enfant du sein et le soumettant pour quelques semaines à l'allaitement artificiel, garder la nourrice dans la maison et entretenir son lait, afin de pouvoir lui rendre son nourrisson dans le cas où apparaîtraient chez lui quelques symptômes d'infection.

7° *Traitement de la syphilis infantile.* — La syphilis infantile peut être héréditaire ou acquise ; dans ce dernier cas, elle est presque toujours communiquée par la nourrice ou transmise au cours de la vaccination. — La syphilis acquise des jeunes enfants comporte le même tableau clinique que celle de l'adulte. La syphilis héréditaire a une physionomie à part : on ne lui connaît pas de chancre initial ; elle donne naissance à des malformations congénitales, à diverses lésions du côté de la peau ou de ses annexes (syphilides banales, pemphigus, érythème fessier, onyxis), du côté des muqueuses (plaques muqueuses proprement dites, coryza syphilitique), à de multiples adénopathies, à des lésions osseuses et viscérales précoces (foie, poumon, système nerveux) ; enfin, quand le sujet qui en est porteur n'a pas succombé à l'athrepsie dans les premiers mois de l'existence, elle laisse après elle des stigmates indélébiles, qui permettent souvent un diagnostic rétrospectif : infantilisme, rachitisme, scrofule, altérations dentaires, cornéennes et otiques, ces trois dernières constituant ce que l'on est convenu d'appeler la « triade d'Hutchinson ». La mortalité de la syphilis infantile, et surtout de la syphilis héréditaire, est considérable ; le plus souvent, à défaut d'intervention prompte et énergique, les enfants succombent au bout de quelques semaines.

Le mercure est, en général, bien supporté par les jeunes enfants, par suite du bon fonctionnement de leurs émonctoires. On a proposé de l'administrer par voie indirecte et par l'intermédiaire de la nourrice ou d'un animal lactifère ; mais sa facile tolérance permet de

l'imposer directement au bénéficiaire. On donne, soit la
liqueur de Van Swieten : dix à vingt gouttes, deux fois
par jour, dans du lait, chez les nouveau-nés ; 5 grammes par jour à deux ans ; — soit le sirop de Gibert
(Jules Simon), à des doses variant entre un tiers de
cuillerée à café et deux cuillerées à café, en trois
fois dans la journée. — On peut aussi utiliser la pommade au calomel (à 1/10), les frictions mercurielles
(0,50 à 2 grammes par friction), ou les injections hydrargyriques (1 à 2 milligrammes de sel soluble, 1
à 2 centigrammes de calomel).

Toutes proportions gardées relativement aux doses,
le traitement spécifique sera conduit chez l'enfant comme chez l'adulte au point de vue de sa durée, des alternatives de médication et de repos, des indications
respectives du mercure et de l'iodure de potassium.

Quant au traitement de la *syphilis héréditaire tardive*, que je ne veux point séparer de la syphilis du
nouveau-né, il ne diffère en rien, dans ses indications
et ses moyens, du traitement habituel de la syphilis
chez l'adulte.

8° *Manifestations parasyphilitiques*. — En présence
de ces accidents, syphilitiques dans leurs origines
mais nullement spécifiques dans leur essence et dans
leurs lésions, y a-t-il lieu de prescrire un traitement
antisyphilitique ? La question est fort discutée et,
dans de récentes discussions académiques, l'inutilité
de l'intervention a été soutenue par des cliniciens émi-
nents. Et cependant, il me semble qu'il est légitime de
persévérer dans la pratique à laquelle nous sommes
demeurés tant d'années fidèles, et de continuer à prescrire, en pareil cas, deux ou trois mois durant, un
traitement mixte et intensif ; non pas, loin de là, que

nous puissions préjuger des succès fréquents, mais pour obéir aux raisons suivantes dont la valeur n'a point été encore infirmée :

1° Il est quelques affections parasyphilitiques (tabes, anévrysmes de l'aorte) dans lesquelles il a été constaté, en de rares circonstances il est vrai, des améliorations et même des guérisons, à la suite du traitement spécifique.

2° Il est quelquefois difficile d'affirmer le caractère syphilitique ou parasyphilitique d'une affection, de distinguer par exemple une paralysie générale d'une syphilis cérébrale proprement dite.

3° Les insuccès habituels du traitement mixte ne tiendraient-ils pas, comme le croit Leredde, à une médication trop souvent insuffisante quant à ses doses ?

4° Enfin et surtout, la syphilis (et une syphilis non traitée) se retrouvant la plupart du temps à l'origine des affections dites parasyphilitiques, on préviendra, par un traitement approprié, de nouvelles localisations ; le traitement réalisera, de la sorte, une prophylaxie d'accidents ultérieurs, et, s'adressant au fond diathésique lui-même, neutralisera le virus syphilitique encore doué de propriétés actives.

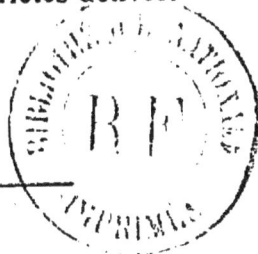

296

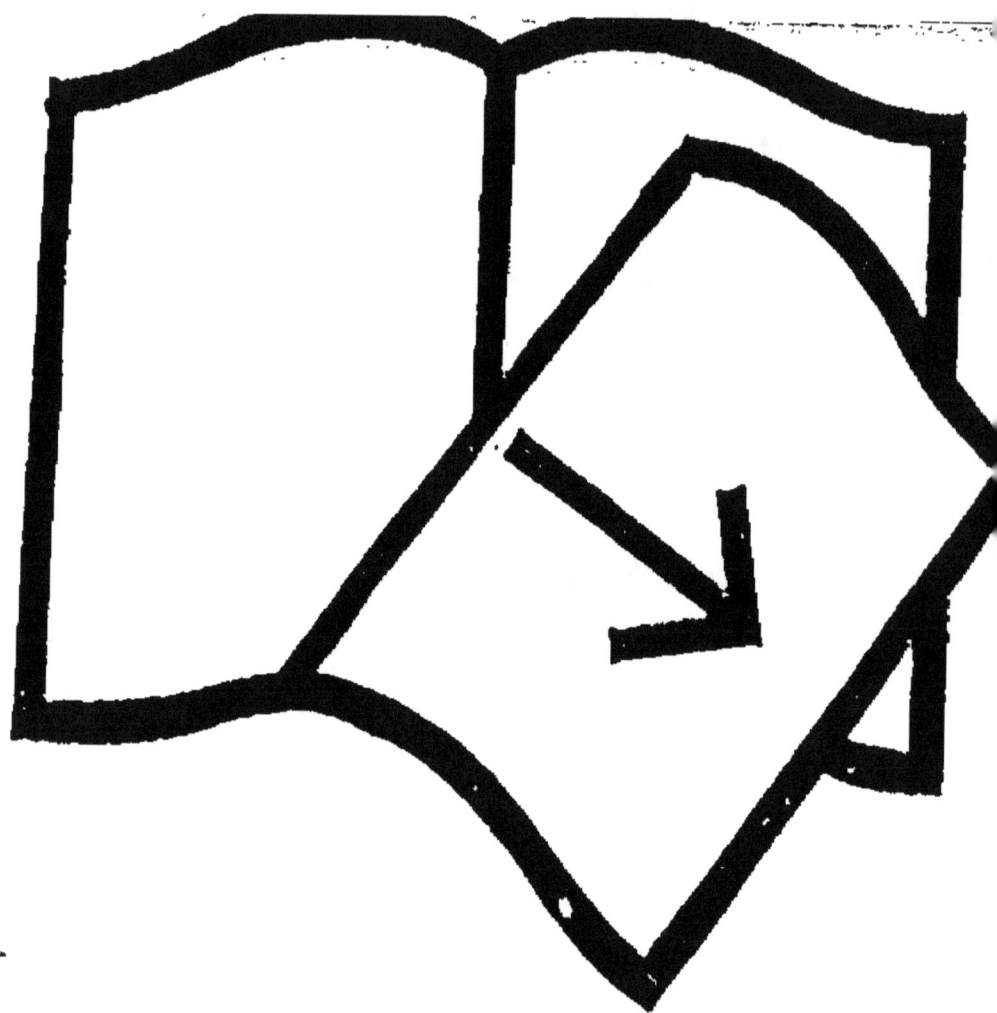

Documents manquants (pages, cahiers...)
NF Z 43-120-13

www.ingramcontent.com/pod-product-compliance
Lightning Source LLC
Chambersburg PA
CBHW070859210326
41521CB00010B/2001